王道瑜伽

The Royal Path: Practical Lessons on Yoga

身心靈全方位
實修的八肢瑜伽法

斯瓦米・拉瑪（Swami Rama）——著
石宏——譯

目次

前言

涵蓋身、心、靈層面的王道瑜伽

古印度哲學有七個派別，其中有與當今西方觀點近似的物質論，也有完全對立的主張，認為物質不過是精神的影子。「數論」（sāṅkhya）和「瑜伽」（yoga）學派則是採取在這兩個極端之間的中間路線。瑜伽講的是人類從不圓滿[1]和苦痛解脫的實際驗證，並且提出達到那個境地的修行方法。它的理論基礎則是數論哲學。

數論，是由聖者迦毗羅（Kapila）於西元前六百年左右所創立，主張有兩個終極的真實：「本我」（puruṣa，宇宙的覺性意識）、「原物」（prakṛti，物質的本源）。宇宙世界是由物質演化而來，但是其中瀰漫著覺性意識。人類自身是個如此演化而來的微宇宙，瑜伽也是以此為本，不過它側重於如何經由實修而回溯，也就是讓意識從執著於這個物質的身體和心念，回到終極的覺性。

瑜伽最主要的教導是，每個人內在最深處的本性就是神性，但是人們沒有察覺到，反而誤把身體和心智當作了「自我」[2]，不知道身體和心智只存在於物質領域，一定會有衰退和死亡。所有一切人類的苦痛，都是這個迷執的結果。瑜伽能帶領我們直接體驗到內在的那個本我，那才是我們真實的身分。能有這樣的實證，我們就能從所有一切的不圓滿得到解脫。

要證悟到那個「本我」是有很多途徑的，就如同車輪有許多條輪輻，都由輪圈向輪心匯集。這些許多不同的途徑都可以通稱為瑜伽，例如：業瑜伽（**karma yoga**）、奉愛瑜伽（**bhakti yoga**）、智瑜伽（**jñāna yoga**）、昆達里尼瑜伽（**kuṇḍalinī yoga**）、王道瑜伽（**raja yoga**）。

本書的主題是「王道瑜伽」，它包羅了所有這些不同途徑的教導，涵蓋了身、心、靈三個層面。透過王道瑜伽的修行方法，可以同時掌握到這三個層面的領域，進而完全實證到「本我」。

王道瑜伽的種種教導，可以回溯到幾千年前。它們確切的起源不詳，但是被視為是經由天啟而來。大概在西元前兩百年左右，聖者帕坦迦利（Patañjali）將之系統化，整理成為精要的一百九十六句經[3]，稱為《瑜伽經》。經文由四個篇章（pāda）所構成。第一篇講的是「三摩地」，證悟「本我」的境地。第二篇講的是，達到如此證悟的實行方法。第三篇講的是，走瑜伽修行途徑之人可能會顯現出來的種種法力。最後一篇則是講終極的解脫，叫做「獨存」（kaivalya）。

王道瑜伽也被稱為「八肢瑜伽」（aṣṭānga yoga），因為它是一條分為八個步驟的修行途徑，是證悟「本我」修行方法的提綱。這八個「肢」（aṅga）分別是：夜摩（yama）、尼夜摩（ni-yama）、體式（āsana，又稱體位法）、調息（prāṇāyāma）、內攝（pratyāhāra）、專注（dhāraṇā）、禪那（dhyāna）、三摩地（samādhi）。前五個稱為「外肢」，後三個稱為「內肢」。「夜摩」和「尼夜摩」是瑜伽的道德規範，在幫助修行人培養正確的心態。「體式」是為了維持身體的健康以及控制身體，是心地能夠健康和受控的前提。「調息」是經由控制外在的呼吸之氣（粗大的氣），來控制生命能量的細微之「氣」（prāṇa）。只有在能調控自己的呼吸之後，才能夠做到調控自己的心地。「內攝」是將感官收攝回來，是心能夠寧靜的前提。

內三肢的重點是對於心地的控制。第六肢「專注」是將渙散的心念集中於一個點。專注的時間長了，能維持專注於同一個點上，才進入所謂「禪那」（也就是冥想）的境地。能維持禪那的時間長了，就進入三摩地，證悟「本我」。到這個境地是已經超越了心地，能覺悟到「本我」，最終與「本我」合一。這個境地的特徵是：實（sat）—覺（cit）—喜

（ānanda）。修行之人經由擴充自己的意識，而與那終極的真實合一。

因此，王道瑜伽是一套有系統的科學修練法門，能引人至終極的真理。宗教多半是在教人該有什麼作為，瑜伽則是在教人如何自為。瑜伽不同於宗教，它不是將不可質疑的信念強加於人，而是鼓勵人要能夠如實分辨，最終得到解脫。

依循它所開列的方法，我們可以自行驗證瑜伽所提出來的中心主張：我們的真實本性就是神性。所以，王道瑜伽不只是來自古老東方的奇特哲學，它也是以實用的、有條理的、科學的方法在探究「無限」，無論是在古老的印度或是當今的西方世界，都同樣是合乎時宜，也是必需的。如果能夠把王道瑜伽編入現代的教育中，我們的子女就能夠學會如何應付當今社會中無可避免的種種衝突、挫折、混亂情境。經由它，我們可以在思想和行為上，實現自己最大的潛能。更重要的是，我們能藉助王道瑜伽來超越人類的侷限，體驗到我們的真實本性。

譯註

[1] 原文是 perfection，斯瓦米拉瑪在本書中一再用到這個字。譯者以為他的本意可能是接近大乘佛教所謂的「波羅蜜多」（pāramitā，到彼岸），而波羅蜜多常見的英文翻譯就是 perfection。因此，譯者在本書中將 perfection 翻譯為「圓滿」。

[2] 原文是大寫的 Self，本書中譯為本我；而小寫的 self 則譯為自我、一己的自我。

[3] 還有一百九十五句經的《瑜伽經》版本，差別在第三篇第二十一經之後少了一句。

譯者前言

含攝一切修行法門的八肢瑜伽

帕坦迦利的《瑜伽經》在講到具體的修行方法時，提出了一套所謂的「肢法」，一共分為八個「肢」，也就是八個步驟，所以後世稱為「八肢瑜伽」。它將修行的方法、步驟及效驗，提綱挈領地做了一套完整、有系統的說明，因此又被尊稱為「王道瑜伽」（Raja Yoga）。它的地位如「王者」（Raja）一般尊貴，它所交代的修行方法是瑜伽的「王道」，含攝了一切修行的法門在其中。

斯瓦米拉瑪早年在美國就以「八肢瑜伽」為主軸，為學生們講授什麼是瑜伽之道。當時的授課紀錄經過整理，集結成為這本簡短的書，原先的書名是《瑜伽講座》（*Lectures on Yoga*），其後改名為「王道瑜伽：實用瑜伽教學」（*The Royal Path: Practical Lessons on Yoga*，英文書名直譯），更能反映出全書的主題。斯瓦米拉瑪以淺顯的語言，解釋了修行的步驟及其哲理，在實用之外，亦解答了許多學生對義理的疑惑。大師的忠實弟子斯瓦米韋達（Swami Veda）非常推薦這本書，把它列為喜馬拉雅瑜伽傳承書單中需要首先閱讀的書籍之一，特別將其中第七章「什麼是冥想」譽為是重中之重。

斯瓦米拉瑪的書，幾乎都是由他授課的紀錄所整理出版，由於是以口語表達的緣故，所以讀起來似乎不甚費力。斯瓦米韋達曾經說過，很多人自以為讀懂了斯瓦米拉瑪的書，其實他們只領略到皮毛而已。他又說過，斯瓦米拉瑪所傳達的教導，真正的影響力大概要在一百年之後才會開始顯現出來。不過，正因為是授課紀錄的緣故，學生們為了保持大師講課的氣勢（看過大師的授課影片，即可感受到），可能在編輯的時候就稍欠力度，所以書中偶爾會出現語意不甚明確，乃至錯漏之處，多年來都沒有修正再版。不過，這無非是譯者在翻譯時需要放大來看，才會見到的一些文字上的小問題。但是瑕不掩瑜，本書對於修習瑜伽的人士而言，畢竟是一本難得的實用手冊，而其中所介紹的練習方法從初學到高階的功法都有，值得推薦給每一位有志於修行的朋友們。

附帶一提的是，瑜伽修行有所謂「實修文獻」，斯瓦米拉瑪在本書中以及《大師在喜馬拉雅山》裡都一再提到這些文獻。它們被視為是「祕笈」，千古以來都只限於師徒之間以口耳相傳，防止不明究理以及心念不夠純淨之人貿然自行修練，對自己和他人造成傷害。不過，斯瓦米拉瑪卻曾經交代斯瓦米韋達，要他去找一份名為 *Yoga-Taraṅgiṇī*（字面意思是《瑜伽之河》，在本書內文亦有提及）的梵文實修文獻，把它整理編輯之後翻譯成英文出版。其後，斯瓦米韋達透過各種渠道，終於在尼泊爾的國家圖書館找到這份文件，然後又經過加爾各答的友人尋獲第二個版本。這兩個版本長短不一，文字也不盡相同，當時斯瓦米韋達的身體已經不堪負荷如此大量的考證校定工作，所幸他在臨終前找到一位梵文學者揚．布曾寧斯基（**Jan Brzeninski**）博士，將這份工作託付出去，後者在斯瓦米韋達的指導下，於二〇一四年完成了校定和翻譯，二〇一五年將書在德里出版。[1]

譯者在翻譯本書時，發現在斯瓦米拉瑪似乎淺顯的授課語言之中，其實隱藏著某些甚少人知曉的實修法，這些就等著讀者自己去發掘了。

匍匐於傳承大師足下

石宏

完稿於二〇二〇年九月

譯註

[1] 揚．布曾寧斯基博士為加拿大籍，梵文名 Jagadananda Das，曾經在印度喜馬拉雅瑜伽學院擔任梵文老師。在該書完成後，斯瓦米韋達亦為書作序。出版資訊：*Yoga-Taraṅgiṇī: A Rare Commentary on Gorakṣa-śataka*, translated by Jan K. Brzezinski, Motilal Banarsidass Publishers Private Limited, Delhi, India。

Chapter 1
什麼是瑜伽？

WHAT IS YOGA?

「瑜伽」這個名詞當今已經被過度濫用，也被嚴重誤解。我們這個年代是時尚主義掛帥，所以瑜伽也常被貶損為是一種時尚。有好多錯誤以及不完整的教導，都利用瑜伽的名義在傳播。很多西方人士以為它是一種健康美容的熱潮，其他人則以為它是一種宗教。這些都曲解了瑜伽的真義。我在此處將試著讓你一瞥瑜伽的真貌。

瑜伽是一個有系統的學問，它所教導的也是大多數宗教中必然會有的，但是瑜伽本身卻不是一種宗教。宗教多半是在教人該有什麼作為，瑜伽則是在教人如何自為。然而，瑜伽中以象徵性語言所描述的種種修行方法，在大多宗教的聖典中都可以找到。在《聖經》的《創世記》、《啟示錄》等篇章中都包含著這些教導，在《詩篇》中多處提到冥想（meditate），例如第一一九章的第十五、二十三、四十八、七十八句經文。猶太教的教導，與瑜伽理論基礎的數論哲學，也頗有相似之處。例如，瑜伽的呼吸學問，就可以在猶太教的卡巴拉（Kabbalah）神祕派別教導中找到，後者也一向主張呼吸和心靈是相通的。

在基督教的傳承中，聖方濟各（Saint Francis of Assisi）算得上是西方最偉大的一位瑜伽士。還有聖伯爾納鐸（Saint Bernard）、聖依納爵（Saint Ignatius）、聖德蘭（Saint Teresa）、聖十字若望（Saint John of the Cross）、狄約尼削（Dionysius）、艾克哈特（Meister Eckhart）等人，都是基督教中偉大的瑜伽士。所有宗教中的密修人士，都曾經從事過種種不同的瑜伽修行方式。不過，由於他們是用隱喻的象徵性語言來掩蓋自己的教導，隨著時間的逝去，原始的教導就會因而滅失或受到扭曲。但是，這些教導即使到了今天還是活生生地保存在瑜伽的傳承中。瑜伽不是一種來自東方的怪異哲學，它是以實用、有條理、科學的方式來追求圓滿，無論是在古老的印度或是當今的西方世界，都同樣合乎時宜。

瑜伽的起源不是很明確，要回溯到好幾千年以前，而且被認為是經由天啟而來，不是人所創造的。因為印度能維持原始教導的純樸，所以是固守這門學問的根據地。瑜伽的教導，向來都是經由師徒相傳的一種活的傳承延續至今。大約在西元前兩百年的時候，有一位名叫帕坦迦利的聖人將瑜伽的教導有系統地整理成非常精簡的一百九十六句經。古代有一些實修的祕笈和文稿，可以幫助後代的人了解和實踐帕坦迦利的經文，可惜大多都還沒有被翻譯為英文或是其他現代的語言，不過，例如威亞薩（Vyāsa）、伐洽士帕提密希拉（Vācaspati Miśra）等人所寫的釋論，則是眾所周知。

瑜伽的中心教導是，人的真實本性就是神性，是圓滿而無限的。但是，人不知道自己的神性，因為他錯誤地把自己身體、心地、外在世界的物，認作自己。這種迷執導致人以為自己是不圓滿、有侷限的，無法擺脫憂苦、衰退和死亡，因為他的身心都受到時間、空間和因果的制約。然而，藉由瑜伽的靜坐冥想方法，人可以去除這種無明，進而覺知到自己的本性，那個清淨、圓滿的本來。「瑜伽」（Yoga）這個梵文字，來自於動詞字根√yuj，意思是「結合起來、合一」。瑜伽是表示將個體的阿特曼

（ātman）和「至上普在的阿特曼」（paramātman）結合，是人和絕對真實的結合。《聖經》中提到的「軛」（yoke），也有同樣的概念，它的真意是「神祕結合」（mystic union）。

我們當今處於機械時代。大多數的現代社會都著迷於力量，所以大量的時間和精力都浪費在試著發現更有力、更具摧毀性的武器上。科技是迅速進步了，人類卻沒有。人類學會了駕馭原子能，卻無法控制自己的感官和心地。原子武器的危險，不在於它巨大的毀滅力，而在於被科技力量腐化了而無法控制自心的人類。

人類的所有精力都向外投射，但內在世界卻沒有什麼進展。今天，人類的本能、欲望、熱情、情識、思想、行為還是原始的，和以前相對落後的時代沒什麼兩樣。他還是籠罩在無明中，特徵就是躁動不安、盲目地執著於世俗人生、偏執的個人主義，無法抗拒感官之樂的誘惑、暴力、鬥爭、不和。

人類因為無明，所以會去追逐那些稍縱即逝的財富、地位、權力，但是這些受到時間、空間和因果所制約的對象，是有侷限的，不能給他帶來幸福。他的欲望無止境，所以永遠得不到滿足。每一塊錢的快樂，所伴隨的是九十九塊錢的痛苦、恐懼、焦慮。他得不到真正的幸福、內在的平靜、知足感。在富裕的社會裡，有很多人的基本生活需要已經無缺，擁有很多舒適和奢侈的物品，以及大筆的積蓄，有的人有很高的社會地位和權勢，家人健康、有智慧，可是他們仍然不滿足。儘管他們已經擁有一切，生命中卻總是缺少了什麼，所以就不停地想從外在世界中找到自己所缺的。

他們沒有明白到，自己所缺的是內在的平靜，那是外在世界永遠給不了的。很少人真正明白到，幸福是一種心的狀態。在喧囂雜亂的塵世活動中，當自心能夠跳出那些短暫無常的快樂，去反思生命中更高的神祕，就可以得到片刻的安寧祥和。在那個片刻中，每個人都是哲人。然後他開始尋找真理，懂得分辨。如此之人，如果能夠將靜坐冥想導入自己的生活，即使在世俗的活動之中也能保持那個狀態的話，最終會得到最高的智慧以及證悟本我的極高喜樂。

所有瑜伽的步驟，都是為了要讓人提升到絕對圓滿的清淨，那就是人原本的境地。這意味著需要除去裹在外層的不淨，讓低階的情緒和思想靜止下來，然後建立一個完全平衡和諧的境地。瑜伽所有修行方法的基礎，都是要先完善倫理道德，所以即使只採用瑜伽戒律中最簡單、最基本的部分，就足以建立一個愛的世界秩序。

初學者遇到的最大困難，是他的心不定。心的本質，一向是要往外跑，一向是不穩定的。然而，在冥想的最高境界，心需要能集中於一點，沒有任何世俗的依戀和欲望。這就是為什麼對學習瑜伽的人而言，最大的敵人是對世俗對象的依戀執著。一個人若想要去到心識微妙的層次，就要有意志力，要有決心，要能牢牢控制住心，以及要有本事能有意識地將心力放在某個選定的目標上。這就只有決心放下對世俗的依戀執著，堅決捨去一己的自我意識，有意識地斷除不和諧的心念，以及時時將心念放在最終的目標上，才有可能。

要做到這個地步，你並不需要捨棄家庭和社會，遁入深山獨自在洞中修行。任何在家人，只要能夠將瑜伽的戒律融入日常生活中，都可以做到無所依戀以及無欲的境地，同時仍然從事世俗的活動。真正斷捨世俗的欲望是一種心態，它不必然需要實際採取斷捨的行動。但是，若要獲得成功，必然需要無間斷地精進修行，心中永遠不忘終極的目標是圓滿、喜樂。

如果不能捨離，絕無可能獲得靈性上的進步。捨離有四個階段。首先，要誠，誠心試著不讓心念沉溺在感官對象上。當誘惑對象在向修行人召喚時，他應該努力讓自己從那些誘惑中掙脫出來。逐漸地，當他有了明辨力，就能無所執著並堅定捨離。這是第二階段。到了第三階段，感官都已經受控，但是因為心能夠脫離感官運作，對於世俗的對象仍然會起愛戀或厭憎的反應。到了更高的捨離階段，世俗對象完全失去了吸引力，感官都已經受控，心完全自在，不再會有喜歡、不喜歡以及其他種種對立的感受。這是第四階段。修行人這個時候已經得自在，能自主。

我們現在來看一下，走上瑜伽的修行途徑以求心靈開悟，必須具備的先決條件。身體健康、心態健全、誠心、渴求從自己的不圓滿得到解脫的那股熾盛心，這些都是不可或缺的。簡單而有規律地飲食、適度地睡眠、適度地運動、放鬆，都能帶來身體的健康。純淨的食物可以導致心念的潔淨。飽食會導致怠惰。乳汁、水果、新鮮蔬菜、堅果等食品，如果均衡食用，對健康有益。

進行瑜伽的練習和冥想，需要有合適的場所。好的場所是終年能維持在不會過冷或過熱的溫度，空氣流通良好，清潔，安靜，不潮濕。此外，因為所有的分心、干擾、疾病，是起自於三種「毛病」（doṣa）[1]——風、熱、痰——失調的緣故。例如，痰太盛的話，會導致身體的沉重、慵懶、僵硬。因此，要選擇適合自己的飲食和練習的場所，讓這三種毛病能保持調和。

瑜伽的學問有兩個方面，理論的以及實踐的。理論方面可以經由書本、典籍來學習。實踐方面就需要有一位已經達到圓滿的嚮導，也就是要有上師（guru）來指導。梵文 guru 這個字的意思是「能掃除無明黑暗的人」。需要上師指導，是因為若要達到最終目標的圓滿，瑜伽有幾種門徑可行，但只有真上師才能根據弟子的出身、環境、心態、性格，對症下藥地為他指定一條合適的修行門徑。有的人試圖從書本，或是從自己所上過的區區幾堂課，就想學會瑜伽的實踐，這種人常常會被眾多不同的法門所迷惑。他每種都試一點，結果什麼成就也沒有。即使他非常虔誠，但是他的努力終歸白費。只有一位真正的瑜伽士才能夠有系統地指導弟子習練，走過瑜伽中複雜的各個階段，去到最終的圓滿境地。

這個年頭有很多自稱是圓滿瑜伽大師的人，但是要區別誰是真上師，誰是冒牌的，就不是那麼容易。可是，只要學生能擴大自己的心量，把自己準備好，就能辨別是非，分清什麼是有用、什麼是無用的，因而能評斷這些老師們。古印度的瑜伽經典《奧義書》（*Upaniṣads*）說過，當學生準備好了，師父就會到來。這就是說，當學生心中有了那股對真理的強烈渴望，冥冥中遲早會有助力來到。真能遇到一位能夠加持、指引自己的上師，才是有福報之人。

前面提到過，儘管瑜伽有許多不同的法門，但它們都可以通向證悟本我的同一個目標。法門有所不同，是因為要適應每個人有不同根性和能耐，不過它們就像一個車輪有許多條不同的輪輻，都在同一個中心點會合，都可以證悟本我。不同的瑜伽法門彼此不會相互排斥，它們只不過是有各自所強調的方向。我們來簡單地看一下其中的某些法門。

業瑜伽

這是行事、作為的瑜伽。這條途徑教人要有技巧地、練達地、無私地履行自己該做的事，將行為的果實獻給全人類。走這條瑜伽途徑之人，既可以擁有一個成功的世俗人生，又能超脫世俗，不受世俗的羈束。

奉愛瑜伽

這是奉獻的瑜伽，是一條奉獻和愛的途徑，要完全交出一己的自我，將自己所有的一切都奉獻出去，一切都是為了實現終極的真實。

智瑜伽

智慧的瑜伽，需要強烈的明辨智慧。能堅定不移地區別真、非真，常、無常，無窮、有窮，則智慧自然降臨。只有少數非常幸運，能夠有系統地深思生命中更高深、更精微的真實之人，才能走上這條途徑。

昆達里尼瑜伽

每個人身體內在的生命之城中，都有著形狀像是一條蛇的靈能處於沉睡的狀態中，需要用到某些特殊的方式才能喚醒它。這種瑜伽途徑非常講究修練的功夫竅門，必須要有一位適任的老師來指導。

咒語瑜伽

咒語是古代那些有大成就的聖者，他們在深沉的禪定中所接受到的某些音聲，然後傳授給弟子，做為心念專注的對象。有很多不同的咒語，都可以幫助學生做為淨化自己、專注、禪定之用。

哈達瑜伽

「哈」（ha）、「達」（tha）這兩個音節，分別表徵了在右鼻孔和左鼻孔中的呼吸之流。哈達瑜伽主要是以身體和呼吸的運動為準備功夫，讓學生從而覺知到自己內在的狀態。哈達瑜伽的動作方法是經過特殊設計，所以身體能夠成為邁向更高生命之途的工具。

王道瑜伽

這是王者之道。這是一條非常科學的瑜伽途徑，由帕坦迦利把它條理化之後寫了下來。遵循這條途徑，可以學會控制自己的欲望、情緒、思想，以及那些沉澱在無意識中的細微心印。它非常有系統地解釋和描述了一套包含八個步驟的瑜伽功法，藉助它則可以讓個人和宇宙的真實合一。求道之人最後進到第八個階段，叫做三摩地。

我們在前面強調過，這些途徑並非彼此相斥。每一位學習瑜伽的人，在修行中或多或少都會用上所有這些法門，唯有能整合開發自己的「身、語、意」同步進展之人，才能達到圓滿。有所偏重的進展是不可取的。業瑜伽能幫人履行外在世界的責任，因此業變成了手段，而不是成為證悟本我路途上的障礙。奉愛瑜伽培養奉獻和信念，能摧毀專注和禪定時的阻礙。它能讓求道之人變得溫和，培養出布施的熱情。如此，人際關係會更和諧。智瑜伽能除去無明的蓋紗，培養明辨力和意志力。在適任老師的指導下學習並深思經典，能助人完全地、最終地得以證悟本我。王道瑜伽讓心地穩定，因而能專注於一。

不同的瑜伽法門相異之處，是在初始修練的階段，以及各有一套修練專注的方法，但是最後的三個階段都是相通的，就是專注、禪那，以及最終的三摩地合一。它們都能通向圓滿、智慧、喜樂的境地。

帕坦迦利的《瑜伽經》所介紹的瑜伽，是王道瑜伽。它綜括了所有不同法門的教導，因為包含了不同的法門，所以適合給不同背景或根性的人來修習。王道瑜伽牽涉到身、心、靈三個層面和領域。經由這個法門，可以精通全部三者，可以使人完整地證悟到「本我」。它是一套有條理而科學的學問，不強迫盲從信仰，而是鼓勵如實分辨。它指出某些特定的修練方法，然後列出所得到的成果，所以任何人接受王道瑜伽的修練方法，都可以依自己的親身體驗，來科學地測試及檢驗王道瑜伽。現代人十分多疑，把懷疑的精神幾乎當成了一種宗教，正因為如此，王道瑜伽特別適合這個時代。

王道瑜伽也稱為八肢瑜伽，也就是八步功法，它的八個步驟是依據一個系統化的方式，漸進地規範及控制從粗重的（身體），到精微的（感官），到最精微的（心地的展現）。八個步驟分別是：夜摩、尼夜摩、體式、調息、內攝、專注、禪那、三摩地。此處先對它們做個簡單的描述，本書其後的章節中會詳細討論每一個步驟。

頭四個步驟——夜摩、尼夜摩、體式、調息——涵蓋了哈達瑜伽的法門，它們對於王道瑜伽其後的四個步驟既是輔助，又算是基礎。夜摩和尼夜摩是瑜伽的十條戒律。夜摩就是需要戒除的行為，共有五條：非暴、實語、非盜、梵行、非縱。遵行這些戒律，能導致行為的轉變，以德行取代了原本的缺失。尼夜摩是要奉行的守則，也有五條：清淨（內在和外在的潔淨）、知足、苦行（完善身體和感官的修行）、學習經論、奉神（臣服於終極的真實）。尼夜摩是規範個人的習慣，因而能控制個人的行為。因為重覆的行為會形成習慣，時間久了，習慣就融入於個人的人格特質之中。

初學者千萬不要因為王道瑜伽這頭兩個步驟的艱鉅而洩氣。我們不是必須先把夜摩和尼夜摩做到完善，才能進行後面的步驟，但是需要認真地盡可能試著實踐它們。只要能堅持不懈，終會有一天能做到完善。

在教導西方人士學習哈達瑜伽的時候，常見到有的老師只教體式，以及某幾種呼吸法。夜摩和尼夜摩因為不容易遵循，做起來需要改變生活的習慣，所以往往被忽略了。哈達瑜伽因此就退化成為一種只是追求健美和保持青春的狂熱活動。沒錯，體式運動和呼吸法能夠帶來身體上的健康和諧，但是只有能夠免於暴力和其他干擾情緒的人，才能夠完全實現體式和調息所帶來的益處。學習瑜伽之人，要想培養穩定、平靜的心地，就只有靠夜摩和尼夜摩，才辦得到。

王道瑜伽的第三個步驟是體式。體式分為兩類：靜坐的體式，以及保障身體康健的體式。若能有穩定的靜坐姿勢，經過一段時間之後，就能導致心地的穩定，因為身心之間的互動關係超乎我們想像之大。如果身體不舒適、不穩定的話，就會牽動到心，心的注意力就會分散，就不會穩定。我們的經驗是，適合靜坐的坐姿應該要舒適而穩定，頭、頸、背要保持直立，成一條直線。這樣的姿勢才有可能讓身體維持不動，防止不由自主的躁動干擾到心地以及造成意志力消散。初學者應該要選定並培養一個靜坐的坐姿，不要老是更換坐姿。

練第二類的體式是為了完善身體，讓它靈活、不生病。這些體式能控制特定的肌肉和神經，因而會有某種程度的療癒效果。例如，「孔雀式」（mayurāsana）對於痲瘋症會有幫助。瑜伽的放鬆體式，叫做「攤屍式」（śavāsana），如果配合某種呼吸功法，對於高血壓、心臟疾病，以及其他幾種身心不平衡的問題，會有一定的效用。本書第三章將會詳細討論某些特別的體式及其療癒價值。

王道瑜伽的第四個步驟是調息，是要去控制「氣」，那個在支撐身心的生命能量。呼吸是「氣」表現在外最粗的部分，因此調息也可以稱為呼吸的學問。能規律呼吸就能使心地規律，因為如果心不安定，呼吸就會反映出心的狀態而變得不安定，反之亦然。當一個人在害怕、興奮、激情等狀態中，你可以很容易觀察到他的呼吸會變得急促、不規則。同樣的道理，持續有規律的呼吸節奏，可以導致心的平靜。此外，做調息法還可以淨化和強化神經系統。

王道瑜伽的第五個步驟是內攝，就是收回和控制感官。心是透過眼、耳、鼻、舌、身五個感官來接觸外在的對象，因此心不停地由外在世界接收到刺激，而這些刺激使得心遊蕩不定。學習瑜伽的人因而需要有本事把感官向內回收，從而將自己與外在世界的擾亂隔離開來。要做到這一步，學習者就得時時保持對感官的覺知，要試著控制它們的活動（這不是生理的行動，而是自主的、心理的行動），而把感官由外在的對象回攝，是能做到專注的一個重要先決條件。

專注是王道瑜伽的第六個步驟。專注，是以持續刻意的注意力，將心原本渙散的能量集中起來，導向所專注的對象。注意力如果不是刻意為之的，就毫無用處。刻意的注意力牽涉到意志力，要能堅持才培養得出來。當意志力增強了，學生就能專注，然後要將心念集中在所專注的對象上，這可能是一個外在的對象，或是一個觀念（上師通常會根據學生的程度和需要，選擇他該專注的對象）。一個人因為能專注，原本散亂的心變得集中，因此心力變得更強大、更有洞察力。所以，為了要充分發揮心的潛能，就應該有系統地培養自己專注的能力。

持續、無間斷地專注，就進入了禪那（冥想）的境界，這是王道瑜伽的第七個步驟。專注讓心能穩定，定於一點。冥想能穿透心中有意識和潛意識的層面，把定於一的心擴充到超意識的境界。冥想，是向著某一個單一對象或觀念的一股連續不斷的心念之流，隨著這股流所降臨的是直覺智慧。所有的瑜伽工夫都是為了到達冥想境地而在做準備，因為惟有藉助冥想，才能到達心的超意識層面，因而得到圓滿。

為什麼冥想是必須的？在意識層面之下有一個無意識層面，意識層面之上有一個超意識層面。人只有經由冥想，才能去到這個喜樂的超意識境地。很少人能去到那裡，因為只有在付出堅定不移的努力，讓冥想成為日常生活的一部分之後，才有可能。

冥想還有助於克服生理和心理的問題。大多數疾病是由那些來自於無意識層面的衝突、排斥、壓抑等心理因素所造成的。冥想讓我們覺察到這些衝突，幫我們分析、抹去它們，給無意識層面帶來和諧。

任何有智慧的人都不會滿意現代的教育方式。它流於膚淺，觀點一面倒，所使用的複誦方法像是鸚鵡學舌，沒有辦法讓人去認識、開發及控制自己內在的狀態。惟有冥想才能讓人覺察到自己潛在的力量，學會控制自己精微的能量，因而變得更富創造力和動力。如此之人，會自然生出所謂的讀心、遙視之類的超能力。他原本所受到的侷限開始消退，有本事顯現「奇蹟」。所有宗教的先知，都是因為有冥想的本領，才能顯現奇蹟，但其實那根本不是奇蹟，不過是實現了所有人類都具有的天賦本能罷了。要得到那樣的境地，必須要有訓練和遵守戒律，才能保障不會為了一己的私利而濫用那些能力。智者視那些能力是瑜伽修行中的副產品，表示自己有所進步，如此而已。他的唯一目標是與宇宙之靈合一，是不會被那些能力給搞瞎了眼。他只會繼續遵循著修行的步驟前進，直到抵達圓滿境地為止。

持續而深沉的冥想，就進入了王道瑜伽的最後一個步驟——三摩地，那個超意識境地。在這個境地中，人是與神合而為一，超越了所有的不圓滿和侷限。這就是基督教、佛教、穆斯林、印度教的經典中所描述的神祕結合。三摩地境地就是那個非睡眠的第四境地，是超越了一般人都知道的清醒、做夢、深眠的三個境地。能有證到三摩地之人，是整個社會之福。人類的文明要進步，只有靠內在的生命成長了才有可能。安住在三摩地中之人，他的整個生命都是在自發地流放出那至高無上的覺性。

自然科學的基礎，是用理性來解讀感官所接受到的一切訊息。然而，感官和理性受到了時間、空間、因果關係的限制。它們無法讓我們完全了解形成人類和自然世界的種種力。瑜伽的學問是一切科學和哲學的靈魂。它能解決當代人類的基本問題，東方和西方世界均然。它明確而條理分明，能帶領我們去到最高的知識，也就是直覺知識。

我們能得到瑜伽的教導，都是因為印度古代瑜伽士的無私，他們為了完全投入冥想的人生，而捨離了自己俗世的安樂。他們所經歷到的獨特體驗，讓他們能正確認識和解讀物質、心、能量的真實本質。他們將這個由直覺經驗所得來的知識，有條理地表述出來。這個直覺知識是由一條師徒相傳的長鏈而來，從遠古延續至今不絕。虔誠的修行人，能接觸到這條持續、自發的真理之流，無疑是有福報之人。藉助於這些源自古代的教導，他能提升自己心智的能耐，來接受、吸收、回應那能顯現一切的無窮覺性。

譯註

[1] 這是印度醫學阿育吠陀（ayurveda）的理論，doṣa 本義為故障、毛病，也有翻譯成體質、元素、能量。

Chapter 2
夜摩和尼夜摩

YAMA AND NIYAMA

身與心之間互動的程度，是超乎一般想像之大。事實上，現代科學研究開始指出，大部分的疾病是心理和情緒的困擾在身體上顯現出來。換言之，身體健康是要依靠心理的健康，因此在把注意力放在身體健康之前，必須要先培養一種能維持心地穩定和寧靜的心理態度。這就是為什麼夜摩和尼夜摩要放在體式（體位法）和調息法之前。如果心受到不穩定的情緒所影響，它會造成身體上的干擾，那是任何我們所知的體式都無法戰勝的。夜摩和尼夜摩是道德的規範，可以說是王道瑜伽的十誡，如果不學它們的話，體式和調息法的價值就會大打折扣。

夜摩

夜摩是五條戒律，規範了自己和其他生靈之間的關係。這五條是：非暴（ahiṃsā）、實語（satya）、非盜（asteya）、梵行（brahmacarya）、非縱（aparigraha）。

非暴，ahiṃsā 的字面意義就是「勿傷害、勿暴力」。一般人通常認為暴力只是行為上的暴力，文明社會中大多數的人都不會去做粗暴傷人的行為。然而，ahiṃsā 不單是行為的非暴力，還包括了心念、言語的非暴力。暴力的言語或行為，幾乎通通是因為先有暴力的念頭。暴力的念頭會給身心都帶來嚴重的後果。就算只是為了這個原因，都應該避免暴力的念頭。從正面的角度來看，小心培養非暴力的心態，則能導致自發的、全面的愛心，就能開始領悟到所有生靈都是一體的，因而能向本我證悟的目標邁進。

「實語」是所有人類社會都有的一個重要道德律條。人必須要在身、語、意這三方面，能對自己、對他人真實。大家都知道，一個謊言無可避免會引起另一個謊言，很快地欺騙就成了第二天性，心就充滿了恐懼和算計。如果人能夠以真實為自己生命的重心，他所說的話都會實現，因為如此之人是無法說出不實的言語。

「非盜」是不偷盜，包括了不侵占、不接受賄賂等。貪圖別人所擁有的東西，是一種非常強烈的欲念，一旦我們的心被這種念頭所盤據，就會陷入到幾乎無法自拔的地步。這種心念態度的底層，是一種自感不足、嫉妒、被騙、想報復的情緒，會常常升起一種想法：「別人有那個東西，我也需要有那個東西才能感覺自己是完整充實的。」但是，偷取外在的東西，並不會讓人擺脫基本的不足感，因此一而再、再而三地偷取之後，還是會有那個不足感。培養不偷盜的心態，可以對治這種自感不足的心態。它能幫助人生具有完整感、自足感，擺脫這種欲念的束縛。

梵行，brahmacarya 字面的意思就是「行走在梵中」。培養這一條夜摩戒律的人，到最後他的意識中只有「梵」（brahman）。要做到這個地步，心地就必須沒有任何感官之欲。在所有的感官欲念中，性欲是最強大也是最具破壞性的。因此，brahmacarya 常被翻譯成「禁慾」。實際上，它指的是節制，對於守淫戒的人或是成婚了的在家人，同樣適用。過分縱慾會消耗生命的能量，就無法善用這能量來到達更深沉的意識境地。梵行不應該解讀為要壓抑性的渴望，壓抑只會造成挫折以及不正常的心理。梵行的意思是控制好感官之欲，不被感官之欲所控制。隨著證悟本我而來的喜樂，比起任何短暫的感官之樂要大多了，因此，以證悟本我為目標之人，不需要任何的壓抑也能克服感官之欲的障礙。

「非縱」是不屯積占據，它被誤解為不應該擁有任何東西。但是，它和其他的戒律一樣，實踐是在於做內心的調整，而不是在於外在的表現。它的真義不是說表面上的斷捨，而是說不要對自己所擁有的一切上了癮，以至於要依賴它們。例如，一名乞丐對自己那個要飯的碗不捨的程度，可能大過於國王對自己財產的執著。擁有什麼物質的東西並不危險，對那些東西的執著不捨，或是想要更多的東西，才是危險所在。

尼夜摩

尼夜摩是我們必須要遵循的行為，有五條善律：清淨（śauca），知足（santoṣa），苦行（tapas）促成身體、心念、感官的完善，自習（svādhyāya）學習而能知一己，奉神（īśvara-praṇidhāna）將一切都奉獻給終極的真實。

「清淨」是身體和心地的淨化。淨化身體容易做到，淨化心地可不容易。要淨化心地，就必須培養覺知和分辨力，這就是說我們要能夠隨時覺知自己的心念，要學習分辨出何者是淨念，何者不是淨念。分辨的標準是這些念頭能否帶來更大的自在，還是更大的束縛與無明。誠心和堅心是培養這一條善律所不可或缺的。

「知足」是一種不被自己的物質環境條件所左右的心態。譬如，一名乞丐的知足感可能和一位帝王一樣，甚至高於帝王。人的欲望是填不滿的，剛滿足了某一個欲望，馬上又生出一個新的來。所以心一直處於不安的狀態，只有培養知足的心態，才能夠有內心的寧靜。但是，知足不應該導致不努力上進。我們之所以要努力，是由於有責任感和服務精神，而不是由於不知足或是期待努力能得到的成果。

「苦行」常常被誤解為過分地艱苦和自虐，極端的例子像是故意穿著摩擦身體的粗衣，以及睡在釘床上。在《薄伽梵歌》（*Bhagavad Gītā*）中，神主奎師那（Kṛṣṇa）很明確地指出，縱容或虐待自己的身體之人，都不能修練瑜伽。梵文 tapas 的字面意思是「生起火熱」，因為滿懷靈性熱情之人，對於開悟有種熾盛的狂熱，自然會生起火熱。能激起靈性熱情的行為，才構成苦行。簡樸的生活、不縱容感官之樂、適當地斷食、唱誦神主的名號、為群眾服務，這些都是苦行。苦行能強化自己的身心，所以靈性的火焰會燒得更為熾盛。

「自習」是透過學習而得到「本我」之知識。這是由智力的用功開始，學習經論以及其他有靈性價值的書籍。理性上接受了靈性的真理，經過反思和冥想之後，開啟了直覺的洞見，加上學習認識自己內在的意識狀態，然後對這些真理才真正瞭然於胸。只有到這個地步，修行人才開始有對「本我」的知。

「奉神」是將一己完全交付給終極的真實，這要有無限的信心和奉獻之情才能做到。完完全全的交付出去，需要時日、誠心、毅力。我執是非常頑強的，它會抗拒這樣全面的放下自己，可是一旦超脫了它，就能得知自己的真實本性。

要將夜摩和尼夜摩如實應用在日常生活中，是一件很大的工程，修行人可能會覺得難以應付。剛開始的幾個步驟看起來尤為困難，足以讓人感到氣餒而無法進行下去。不過，沒有人會要求你馬上將夜摩和尼夜摩做到完善，幾乎沒有人有本事能立即做到。所以，修行人該把夜摩和尼夜摩當作自己真誠追求的理想，朝向它們邁進。與此同時，要盡自己最大的努力去奉行。每一次的失敗應該是對未來成功的一種激勵，而即使是小小的成功，也能夠降低自己情緒起伏和心地所受干擾的強度。

Chapter 3

體式及其治療價值

āsana

帕坦迦利的《瑜伽經》對於體式（體位法）和調息法，並沒有做詳細的描述。王道瑜伽中的這兩個方面，是由後來的哈達瑜伽倡導者予以發揚光大。他們知道，要喚醒我們內在潛伏的昆達里尼能量，就必須要練體式和調息法。病弱的身體在到達瑜伽階梯較高的階位時，會是一種障礙。因此，需要以哈達瑜伽來保持身體的健康調和，而身體的健康調和是專注與冥想的先決條件。所以，哈達瑜伽既能輔助王道瑜伽，又是王道瑜伽的一個重要部分。

āsana（體式）這個梵文字的意思是「姿勢」。體式可分為兩類，一類是靜坐冥想的體式，另一類是維持身體健康的體式。適合調息、專注、靜坐的體式有：蓮花式（padmāsana）、成就式（siddhāsana）、吉祥式（svastikāsana）、簡易式（sukhāsana），以及其他幾種坐姿。所有的坐姿都強調頭、頸、軀幹要保持正直，這樣的坐姿穩定而舒適，又能盡量降低體內的二氧化碳量。如此的坐姿，可以讓心臟和肺部的活動慢下來，因此心可以少受到身體的干擾，對專注有很大的幫助。以身體健康為目標的體式，是要控制身體中特定的肌肉、神經、腺體，會有一定的醫療效果。

本書附上比較重要的體式的照片，但是沒有詳細討論如何操練以及需要遵守的注意安全事項。請讀者自行參考哈達瑜伽的手冊。其中比較高階的體式，則需要在適任的老師指導下為之。在這一章裡，我們會從生理學的方面，來看某些體式對身體健康的影響，以及它們的療癒價值。首先讓我們來研究用於靜坐冥想和調息的坐姿體式。

冥想的坐姿

帕坦迦利的《瑜伽經》以及其他的經典，都極力強調需要養成一個舒適而穩定的坐姿，要保持頭、頸、軀幹正直，成一條直線。修行人在剛開始的階段，如果沒有遵從這個要求，而是以自己的方法去從事專注和冥想的話，當他嘗試攀上瑜伽階梯較高的階位時，就會遇到嚴重的關卡。想要認真地、成功地走在瑜伽之道上的人，就必須遵從有實證經驗的瑜伽大師們的指示，依照他們所闡釋的科學方式如法修行。如果頭、頸、軀幹沒有保持正直，幾分鐘之後，修行人的身體會開始顫抖，就會干擾到他的心。他的軀幹會慢慢開始彎曲，限制了生命能量在脊柱中的流動，導致腺體中心無法得到充分的血液循環來供應能量。最後，不流暢的血液流通影響到呼吸系統，就會感到正常的呼吸方式變得困難。為了要防止這些問題，古代智慧的高人總結出四個坐姿用於調息、專注、冥想。

蓮花式

在地面鋪上毯子，毯子要摺疊幾道做為坐墊，坐在墊子上雙腿前伸。現在，將頭、頸、軀幹對正成一條直線。慢慢用手將左腳抬起放在右大腿上，然後將右腳放在左大腿上。雙手置於雙膝上，拇指和食指相觸成環形。或者可以將雙手掌朝上置於雙膝上，食指尖抵住拇指的中間關節處。

如果用蓮花式坐著會不舒服或疼痛的話，可以試用其他的坐姿。蓮花式主要是用於讓下肢變得柔軟，通常不用來做為冥想的坐姿。瑜伽大修行人通常慣用的坐姿是成就式，只有少數的高人才慣用蓮花式，因為在這個坐姿中很難用上根鎖（root lock）。

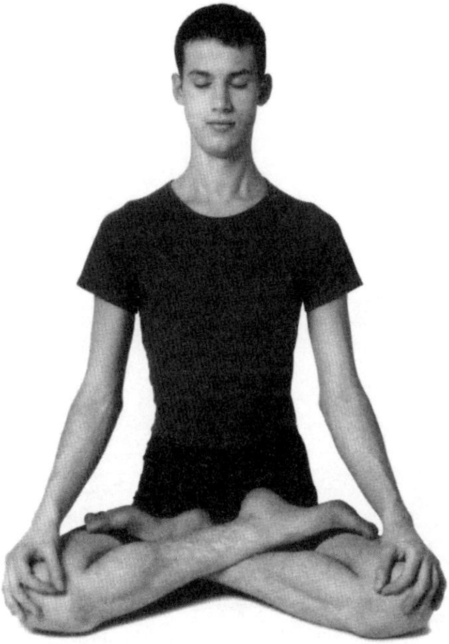

圖1　蓮花式

成就式

在成就式，先做根鎖（收束肛門括約肌，向內提），然後將左腳跟置於會陰（肛門與生殖器之間的位置）。將另一隻腳跟置於生殖器官之上的恥骨處。雙腳和雙腿的擺放方式，要讓兩個腳踝關節對齊或者相觸。右腳的腳趾要放在左腿的大小腿之間，只露出大腳趾。將左腳的腳趾從右腿的大小腿之間拉上來，也只露出大腳趾。雙手的擺放方式和蓮花式一樣。

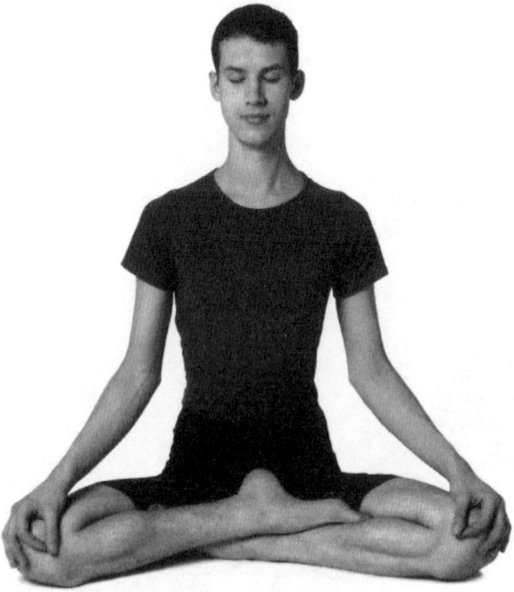

圖2　成就式

吉祥式

這是個舒適的坐姿，特別推薦女性使用。它和成就式相似，不過腳跟和腳踝骨沒有對齊。左腿屈膝，左腳的腳掌貼近右大腿。然後將右腳置於左小腿上，腳掌的外沿和腳趾塞入左腿的大小腿之間，只有右大腳趾外露。再將左腳的腳趾由右腿的大小腿之間拉上來，讓左大腳趾外露。這就形成一個對稱而穩定的坐姿。雙手的擺放方式和前兩個坐姿相同。

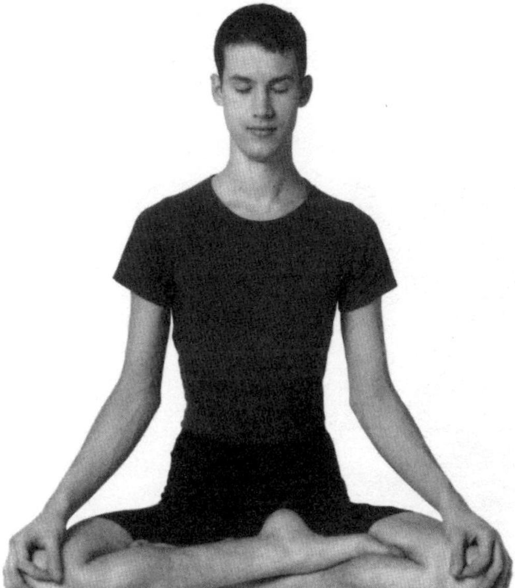

圖3　吉祥式

簡易式

這是簡單地將雙腿交叉盤坐。對於使用前面三個坐姿會感到疼痛不舒適的人，可以採用這個簡易式的坐姿。對初學者和上了年紀的人都適合。左腳是置於右膝下，右腳置於左膝下。兩個膝蓋都放在對側的腳上。

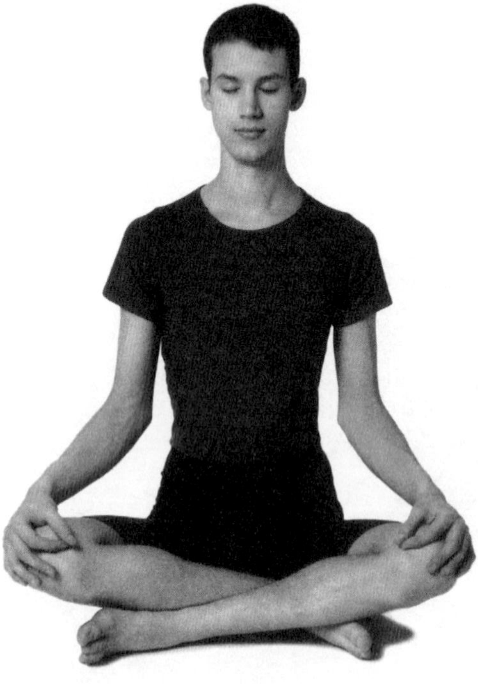

圖 4　簡易式

修行人只要能掌握這四個坐姿的其中一個，就可以在那個姿勢中經驗到樂感。如果坐久了，腿部感到疼痛，可以伸開腿，按摩幾分鐘，再回到原本的姿勢。無論是初學者，還是無法用這裡所介紹的四個姿勢靜坐的人，都可以坐在一張直背的椅子上，將雙手放在膝上或大腿上，保持頭、頸、軀幹正直。

不要老是變換靜坐冥想的姿勢，選擇好某一種坐姿之後，就要有規律地去練。只要能持續使用同一個穩定的姿勢，就可以控制自己的身心。

有益身體健康的體式

練體式時，應該在地毯或摺疊好的毯子上進行，場地應該清潔、安靜，室內的場地空氣流通要良好，或者可以去戶外練。早晨或晚上都可以練，不過身體在晚上比較柔軟。練之前，洗個溫水浴會有幫助，可以幫助血液流通，減少關節僵硬的情況。在練習體式之前，一定要將糞便排乾淨，而且在正常分量的用餐之後至少四個小時內不可以練。所有的動作都要以緩慢、有意識、受控制的方式為之。練體式也要以舒適為限，避免過分吃力。有耐心、恆心、規律，就能有所成。

研究身體內部的運作情形，就會發現神經、內分泌、循環、消化、排泄、呼吸等系統對身體健康尤其重要。神經系統主管協調體內所有其他系統的作用。內分泌腺體影響神經系統，同時也幫助維持各個不同器官的生理平衡。循環系統主管將養分運送到身體所有的細胞，並且將細胞產生的廢物運走。血球將廢物運走，負責吸收在胃和腸中所消化的食物之蛋白質、脂肪、糖分和鹽分，也能吸收肺部吸進來的空氣中的氧。肺部呼出來的空氣，會把血球所運來的二氧化碳帶走，其他的廢物則是經由糞便排出體外。所以這些系統協同工作來維持身體的健康。我們現在來看一下瑜伽體式對這些生理系統有何益處。

（譯者按，此處所介紹的體式，很多都屬於高階的動作，應該在合格的瑜伽老師指導下進行練習。一般人無法完全做到示範的圖片以及文字說明的程度，切勿勉強為之，否則很容易受傷。總之，練習應該依自己的年齡和身體狀況適度為之。對於絕大多數的人，喜馬拉雅瑜伽傳承有一套「關節與腺體操」，安全簡易又有實效，建議讀者向傳承中的老師學習。此外，也請讀者參閱斯瓦米韋達的專著《哈達瑜伽》，對於哈達瑜伽背後的哲理有深入介紹，也有具體的操練建議。本書中所介紹的體式對某些健康問題的幫助，應該視為輔助性的療癒，並非聲稱具有醫療效果或是可以替代醫療，請讀者留意。）

頭立式（Śīrṣāsana）

頭立式是倒立的姿勢，能將大量的動脈血液帶到腦、腦神經、腦下垂體、松果體。它同時也能有效地將腿部和腹腔的靜脈血液流回心臟。因此，腦、神經系統、腦下垂體、松果體、消化器官、腿部的靜脈，都能得益於這個體式。它能促進整體的健康，對神經衰弱、消化不良、便祕、夢遺、靜脈曲張，能有所幫助。

作法

1. 跪坐在雙腳跟上，向前彎身，將前臂放在地面。雙手肘應該靠近雙膝，在雙膝前幾英吋的位置，手肘分開略比肩膀寬。（手肘間正確的寬度距離，可以用這個方法找到：雙膝併攏，然後將手肘放在兩個膝蓋的外側。另一個方法是，雙手交互抱住另一隻手的手肘。）雙手手指交叉，形成一個杯狀。
2. 將頭頂的前部（約在髮際線位置）置於地面，地面應該鋪有墊子。將頭頂的後部置於雙掌中。雙腳慢慢走向身體，讓雙膝靠近胸部。
3. 吸氣，雙腳抬起離地，雙膝彎曲貼近胸部。此時要找到平衡，維持穩定。

4. 雙膝保持彎曲，慢慢將大腿抬高離開胸部，抬起大腿到與身體軀幹成一條線，小腿仍然彎曲。

5. 伸直雙腿，腳跟併攏，腳趾朝上。身體的重量放在頭部、前臂、手肘上。將肚子內收，可以防止背部彎曲。

6. 保持姿勢的穩定，專注於均勻的呼吸，找到平衡。

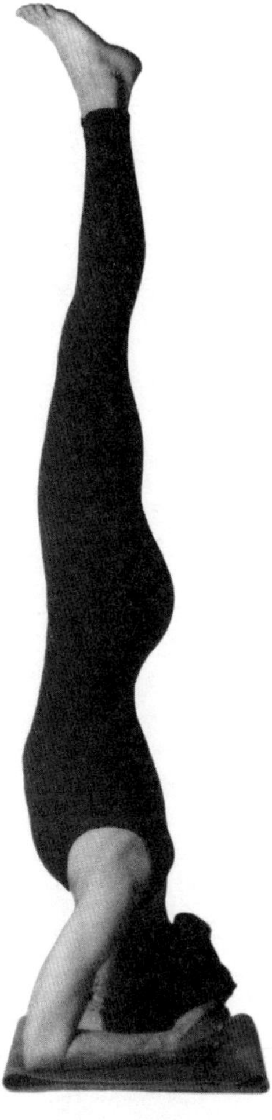

圖 5　頭立式

7. 就自己的能力所及停在這個姿勢中，慢慢增加時間到五分鐘，才能完整得到這個體式所帶來的益處。以相反的步驟慢慢放下雙腿，進入嬰兒式，臀部坐在雙腳跟上，前額貼地，雙手臂、手掌朝上貼於身體兩側。

肩立式（Sarvāṅgāsana）

肩立式可以刺激甲狀腺和副甲狀腺，對其有益。甲狀腺影響到身體整個系統的功能，所以這個體式有助於提升整個身體的健康。因此，這個體式的梵文名字是 sarvāṅgāsana（全身式：sarva〔全部〕＋aṅga〔肢體〕＋āsana〔體式〕）。在這個體式中，因為下巴抵住了胸部，所以流向腦部的血液會受到抑制，不過它與與頭立式相同，有助於腿部和腹腔的靜脈血液流通。肩立式對於神經衰弱、消化不良、便祕、性腺退化、高血壓、痔瘡、靜脈曲張、支氣管炎、頭痛、喉疾，以及其他許多常見疾病，都可能有所幫助。它也有延緩衰老的效果。

作法

1. 平躺在地面上，雙手置於身側，手掌朝下，雙腳併攏。
2. 呼氣，慢慢抬起雙腿，直到和地面垂直。臀部抬起，將雙腳帶到頭後方的地面。胸部應該貼住下巴，形成喉鎖。
3. 以上手臂和手肘撐地，手掌盡量向上托住背部，手指朝著背部的中線，雙手肘盡量彼此靠近（不超過肩膀的寬度）。
4. 呼氣，將雙腿抬起，直到雙腿和腳趾成一直線。
5. 收緊大腿的膕繩肌及臀肌，保持雙腿垂直。肚子內收。身體應該與地面垂直。
6. 盡能力所及保持這個姿勢。要充分得到這個體式的益處，就需要能保持五分鐘。

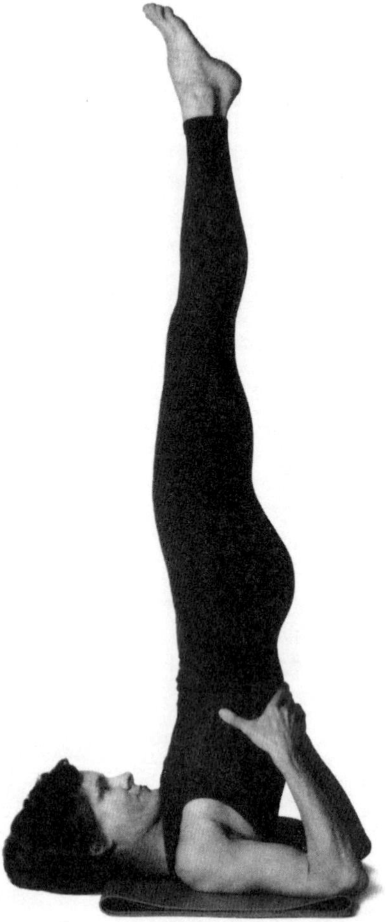

圖 6　肩立式

7. 手臂放下，平放在地面，手掌朝下。然後一次一節脊椎骨，慢慢地將背部降到地面。

8. 吸氣，將雙腿放低到地面。

9. 平躺在地面，放鬆，深沉呼吸。

魚式（Matsyāsana）

魚式是肩立式的互補體式，總是在做完肩立式之後接著做，如此才能完全得到肩立式的效益。魚式也能刺激甲狀腺和副甲狀腺，消除頸部和背部僵硬，增加血液流通至臉部和頸部。在這個體式中會擴張胸部，呼吸因而變得更飽滿。骨盆關節會因而更有彈性。魚式對於普通傷風、扁桃腺發炎、痔瘡發炎和流血，可能有舒緩功效。

作法

1. 做蓮花坐。
2. 上半身往後躺在地面，膝蓋不可

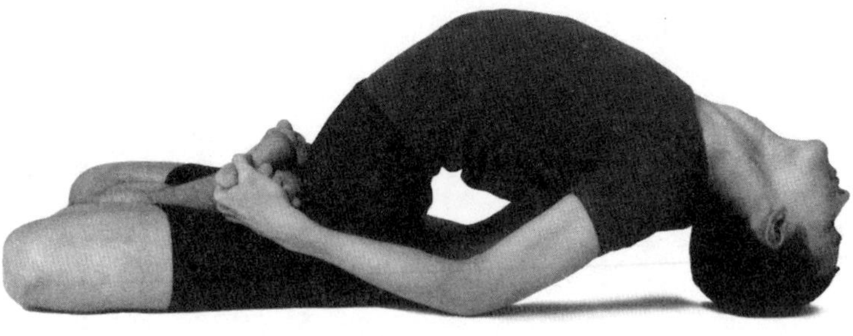

圖7　魚式

離地。

3. 完全呼氣；然後吸氣，用雙肘撐起身體，將胸部和頭部提起離開地面。頭部向後仰，頭頂抵住地面。保持上背部彎曲，胸部擴張，將軀幹的重量落在頭頂，伸展脖子，雙手可以拉住腳趾。深呼吸。

4. 以雙肘支撐身體，離開這個姿勢。呼氣時，鬆開抬起頭部和脖子，然後整個身子完全放平在地面。

5. 平躺在地面，放鬆，深沉呼吸。

犁式（Halāsana）

犁式對脊椎和脊椎神經非常有益。若能保持脊椎年輕，身體就會感到年輕。犁式也會刺激甲狀腺和副甲狀腺，不過沒有肩立式那麼強烈。它能收縮腹肌，強化消化功能。這個體式對脊椎變形、便祕、背部風濕、消化器官、性腺、腎臟、頭痛、疲勞，都能有所助益。（譯者按，原書敘述文字似有遺漏，作法中括弧內文字為譯者所加。）

作法

1. 平躺在地面上，雙腳併攏，雙手在身體兩側，手掌按住地面。
2. 慢慢抬起雙腿，直到與地面垂直。（此時應該彎曲雙手臂，以手掌支撐背部。）提起身軀，雙腿保持伸直併攏，（慢慢朝頭部方向放

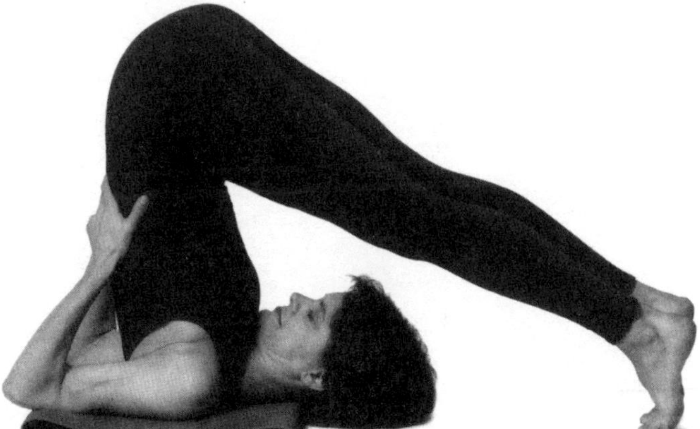

圖8　犁式

低，）腳趾觸及地面且盡量靠近頭部。所有的動作都應該要慢而優雅。

3. 在這個姿勢維持幾秒鐘後，將腳趾慢慢向後推離頭部，感覺壓力先是在下背部，繼而在上背部，最後當動作完全伸展開來時，壓力在頸部。此時，下巴被緊緊抵住，形成了完美的喉鎖。

4.（雙手從支撐背部的動作放開，）雙手臂伸直放在頭部兩側的地面，手指指向腳趾，深呼吸。

5.（再次彎曲手臂支撐背部，）腳趾回到原本靠近頭部的位置。保持在這個位置二十到三十秒。然後，依剛才進入體式的相反步驟離開體式。放鬆。

6. 平躺在地面，放鬆，深沉呼吸。

眼鏡蛇式、蝗蟲式、弓式

這三個體式可歸為一組，因為它們都牽涉到脊椎後彎，以及伸展腹部肌肉。眼鏡蛇式會運動到背部深沉的肌肉（弓式也可以，不過不如眼鏡蛇式強烈），能促進血液循環到背部的肌肉、脊椎、脊椎神經、腹部的器官。在這些體式中，胸部會得到擴張，所以能更飽滿地呼吸。蝗蟲式需要屏息，由此給肺部帶來的壓力有助於增加肺部的彈性。這些體式有助於防止胃、肝、腎、腸的功能擾亂，對於便祕、腰痛、胃不適、脹氣、背痛可能有所助益。蝗蟲式和弓式也可能用於改善脊椎變形和椎間盤突出。

眼鏡蛇式（Bhujangāsana）

作法

1. 俯臥，前額放在地面上。
2. 曲肘，雙掌置地在胸部兩側，雙肘貼近身體。腳趾指向後方，足跟靠攏。

3. 吸氣時慢慢抬頭，接著抬起頸部、胸部，一次抬起一節脊椎，注意只用背部肌肉出力。肚臍保持貼地，腹部肌肉壓住地面。雙腿要放鬆，雙膝併攏。不要用手臂出力去支撐身體重量，只用到下背部的肌肉抬起身體和保持在這個姿勢。

4. 盡你能力所及，停在這個姿勢中。

5. 隨著呼氣，一次一節脊柱，慢慢將胸部放下貼地。

6. 將頭轉向一側，在深沉而均勻的呼吸中放鬆。

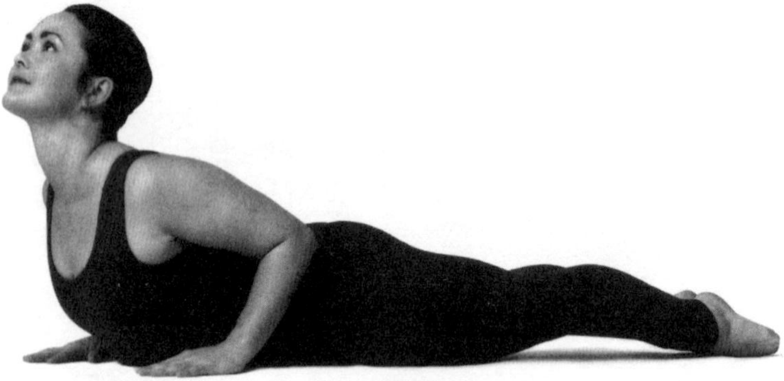

圖9　眼鏡蛇式

蝗蟲式（Śalabhāsana）

作法

1. 俯臥，下巴放在地面上。腳趾朝後，腳跟併攏。雙臂在身體兩側，手掌朝上。

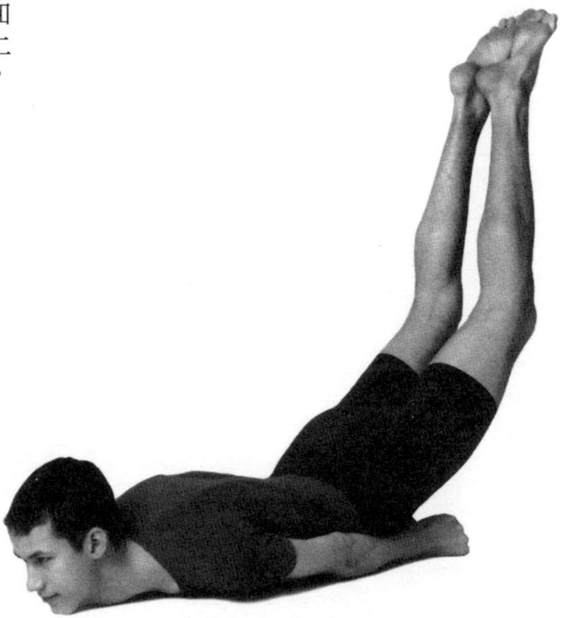

圖 10　蝗蟲式

2. 雙手握拳，放在大腿兩側或大腿下面。
3. 吸氣，慢慢抬起雙腿，保持雙腿伸直。然後，在這動作中雙臂出力，將前臂向地面壓，因而讓肚臍離地，雙腿抬得更高。
4. 以能舒服地閉住這口氣為限，保持在這個姿勢中。
5. 呼氣，慢慢將雙腿放下到地面。
6. 在深沉而均勻的呼吸中放鬆。

弓式（Dhanurāsana）

作法

1. 俯臥，下巴放在地面上，雙臂在身體兩側。
2. 屈膝，將腳跟靠近臀部。
3. 雙手往後伸，右手握住右腳踝，左手握住左腳踝。
4. 吸氣，屏住呼吸，抬起下巴、頭、胸，同時提起大腿和臀部。雙膝靠緊，試著伸直雙腿，但是不可以鬆手。整個身體都向上伸展，腹部貼近地面。

5. 以能舒服地閉住這口氣為限，保持在這個姿勢中。

6. 呼氣，慢慢將身體放下到地面，放開腳踝。

在做完眼鏡蛇式、蝗蟲式、弓式之後，用嬰兒式放鬆休息，臀部坐在雙腳跟上，前額貼地，雙手臂和手掌朝上貼於身體兩側。

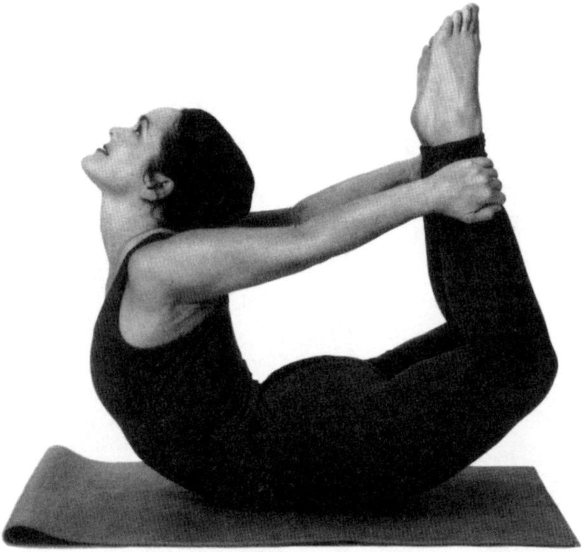

圖 11　弓式

半側轉式（半魚王式，Ardha-Matsyendrāsana）

這個體式很有用，能讓脊柱向兩側扭轉，對整個神經系統有益，能改善腹腔內器官的血液循環，強化腹部肌肉。對腰痛、肩關節脫臼、頸部和肩部肌肉扭傷、肝鬱血、脾鬱血、腎疾，能有幫助。

作法

1. 坐在地面上，雙腿前伸。彎曲右膝，將右腳跟頂住會陰。
2. 彎曲左腿並抬高，左腳跨過右大腿後穩定置於地面，左腳踝靠緊右膝。
3. 吸氣，同時肋骨向上伸展。將軀幹轉向左方，右手臂抬起越過左膝，並將胸部靠緊左大腿。右後肩和右上臂的後方抵住左膝和左大腿。左手放在左臂後方地面，保持身體平衡。
4. 吸氣，進一步扭轉，用右手抓住左腳背，將左膝推向右方。轉頭，下巴幾乎和左肩對齊。左手向後伸，橫過後背，抓住右大腿靠緊髖關節處。

5. 深呼吸，以自己能力為限停在這個姿勢中。然後以同樣的方法向另一側扭轉。

6. 均勻地呼吸，放鬆。

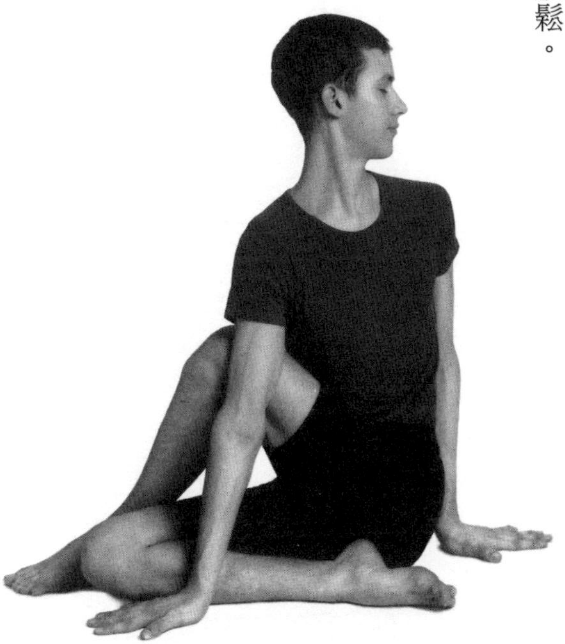

圖 12　半側轉式

孔雀式（Mayūrāsana）

這個體式能強化前臂、手腕、手肘，大量供血至消化器官。它也會增加腹腔內的壓力，有益於消化器官及腹腔的神經。孔雀式能幫助身體排毒，對胃、脾臟、胰臟疾病有幫助。

作法

1. 坐在腳後跟上，雙膝分開。將手掌放在兩腿之間的地面上，手肘靠近，拇指朝外，其餘手指張開朝後。兩前臂的手腕至手肘處併攏，形成身體的支柱。將手肘抵住腹部肚臍。
2. 向前彎，前額觸地。雙腿向後伸直，身體重心放在手臂和手肘。
3. 吸氣，身體慢慢地稍微向前依靠在手肘上，收緊腹肌的同時彎曲下背部，將雙腿由地面抬起。前臂與地面成直角，微微前傾。頭抬起，下巴前頂，來平衡腿的重量。在這個位置，身體像是一塊板子，平衡在一個支撐點上，完全平直地與地面平行。

4. 屏住氣，就你能力所及停在這個姿勢中。

5. 呼氣，前額放低觸地，將雙腿收回放到地面上，然後臀部坐在腳跟上。

6. 均勻地呼吸，放鬆。

（譯者按，圖十三所顯示的是其實蓮花孔雀式，雙腿盤成蓮花式，與前面的說明略有不同。）

背伸展式（Paścimottanāsana）

這個體式在伸展背部肌肉以及膝蓋後面的膕繩肌。前腹部的肌肉收緊，對於腰薦骨

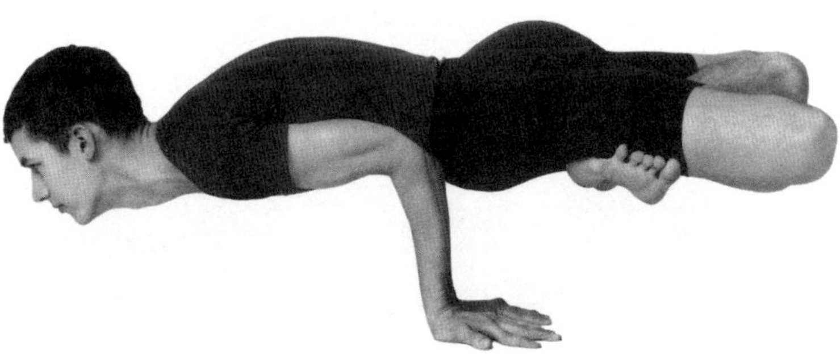

圖 13　孔雀式

神經有益，能柔軟脊椎，按摩心臟。這個體式對於胃、肝、腎、腸功能以及性腺不正常，會有助益。

作法

1. 坐在地面上，雙腿向前伸直。
2. 吸氣，雙手臂上舉，拉直脊椎。手掌朝前。
3. 呼氣，向前彎。注意要從髖關節處彎，不要從腰部彎。
4. 保持脊椎正直。依你的柔軟度，手可以抓住腳趾或腳踝或小腿。雙腿保持打直，膝蓋後部平貼地面。試著繼續前彎，直到胸部、肚子貼在

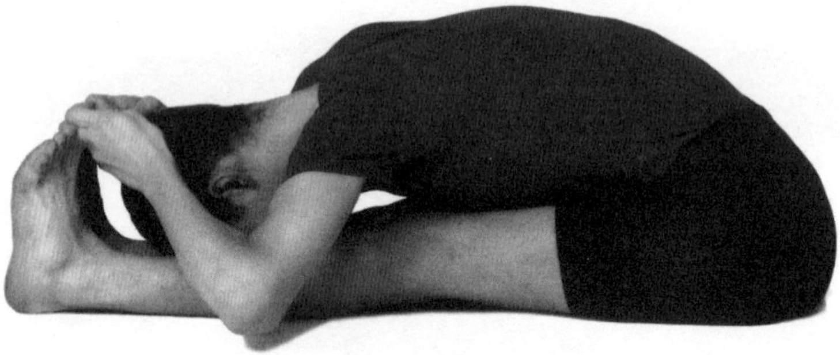

圖 14　背伸展式

大腿上，前額、鼻子或下巴放在膝上。

5. 抓住腳趾，手臂微曲，手肘在腿部的外側觸地。不要用手臂的力量去拉身體前彎，是用身軀的重量將腿壓向地面。

6. 均勻地呼吸，依你能力所及停住，在這個姿勢中放鬆。

7. 隨著吸氣，慢慢回到一開始的姿勢。

8. 完全放鬆，呼吸深沉而均勻。

瑜伽身印（Yogamudrā）

這個體式具有背伸展式的許多益處。腳跟抵住腹部，對於腹腔器官移位問題能有所助益，也有助於腸子蠕動。對於便祕和夢遺也有益。瑜伽身印能擴張胸腔，增加肩膀活動的範圍。

作法

1. 採取蓮花式坐姿。如果無法做到，則採用半蓮花式或簡易式坐姿亦可。雙手後伸，十指在身後交叉，保持脊柱正直。

2. 呼氣，由髖關節處向前彎低，背部不要打彎。前額在腿前觸地。臀部不可離地。做深沉而均勻的呼吸，依你能力所及停在這個姿勢中。

3. 隨著吸氣，保持軀幹打直，回到坐姿。放開雙手，伸直雙腿。

4. 完全放鬆，呼吸深沉而均勻。

（譯者按，圖十五顯示的是較高難度的瑜伽身印式，雙手交互從背後握住另一隻腳的大腳趾。與前面的說明略有不同。）

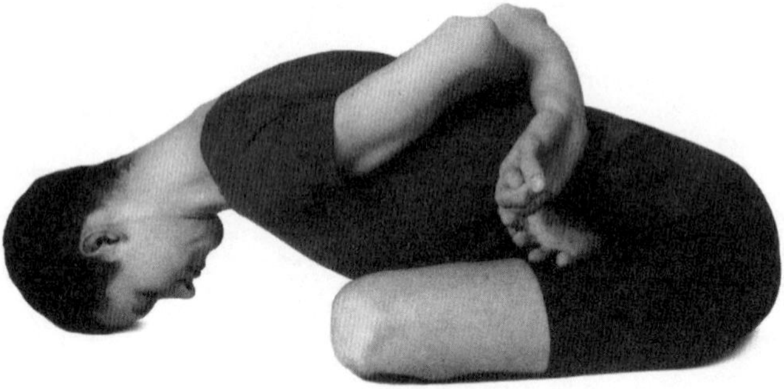

圖15　瑜伽身印

輪式（Cakrāsana）

練這個體式會讓身體變得靈活而機敏，能強化手臂和手腕，腿部、臀部、肩膀及背脊韌帶都能得到伸展。

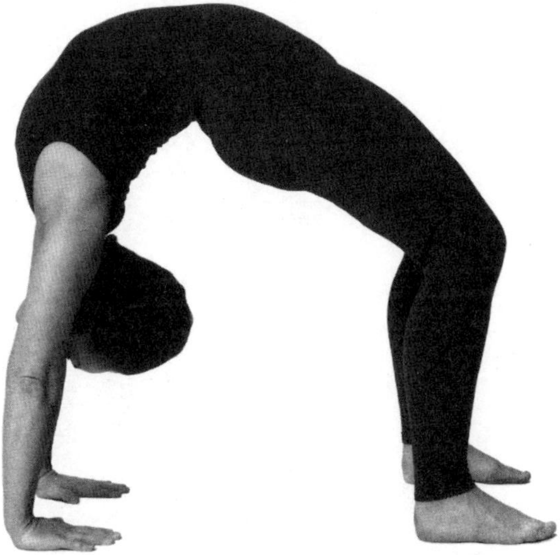

圖 16　輪式

作法

1. 平躺在地面上，雙腳略為分開。屈膝，背脊平置於地面。雙手置於頭部兩側的地面，手掌貼地，拇指側貼近頭部，手指朝向腳趾。
2. 吸氣，抬起身體，以頭頂觸地撐住身體，暫停片刻，然後手臂打直，拱起身體，背部彎曲。雙腳移向頭部，但是腳跟不要抬起離地。將腹部往上推，然後凝視雙手之間的地面。雙腳越接近雙手，背部彎曲的弧度就越大。
3. 深呼吸，依你的能力停在這個姿勢中。然後，呼氣，慢慢將身子放低到地面上。
4. 在攤屍式中放鬆。

駱駝式（Uṣṭrāsana）

這個體式能伸展和調節脊椎，對於圓肩駝背很有幫助。

作法

1. 跪坐在腳跟上，雙膝併攏，背部正直。雙手向後，將手掌置於腳底上。
2. 吸氣，手仍然放在腳上，將臀部從腳跟上抬起，髖骨盡量往上抬、往前挺。頭向後垂低，凝視眉心一點，或者閉上眼睛。如果可能的話，將手從腳上移開握住腳踝。
3. 在這個姿勢中，一般人容易不自覺地屏住呼吸（所有後彎的姿勢都會如此），所以要出力深呼吸。
4. 回到開始的跪坐姿式，放鬆。

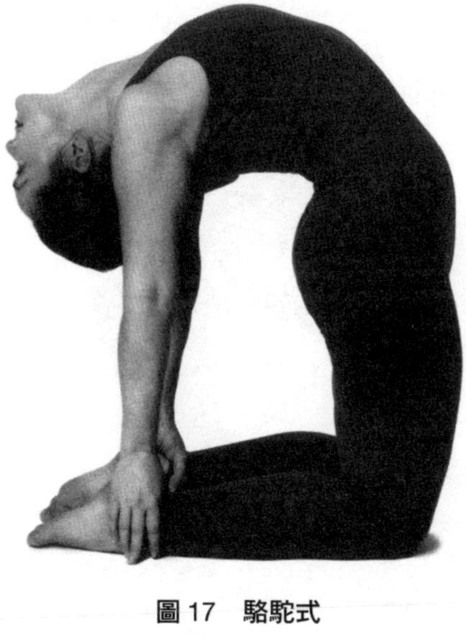

圖 17　駱駝式

橋式（Setu Bandhāsana）

這個體式能強化頸部、背部和脊椎。此外，松果體、腦下垂體、甲狀腺、腎上腺都能因增加血液流通而受益。

作法

1. 平躺在地面上。屈膝，將雙腳向臀部靠近，雙手握住腳踝，兩個膝蓋和兩個腳踝保持併攏，雙腳平置於地面。
2. 吸氣，將髖骨從地面抬起，背部向上拱起，伸展大腿前緣，收緊臀部。肩膀和頭部應該保持貼地。
3. 依你能力所及，停在這個姿勢中，

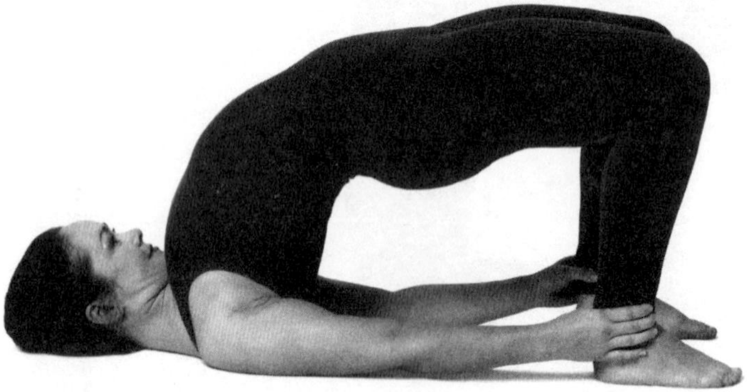

圖 18　橋式

呼吸深沉而均勻。

4. 呼氣，髖骨放低到地面。放開腳踝，伸直雙腿，在攤屍式中放鬆。

攤屍式（又譯大休息式，Śavāsana）

這個體式能放鬆整個身體。它可以在練不同的體式之間，以及做完所有體式之後進行。它能放鬆全身肌肉的緊張，增加靜脈循環，改善所有神經系統，消除疲勞。此外，心臟可以得到休息，血液能平均地分布全身。呼吸變得緩慢、深沉，有規律節奏。對於神經退化障礙以及高血壓患者，可能會有助益。

作法

1. 平躺在地面上。雙腿略微分開，手臂置於身體兩側，手掌朝上。手臂不要接觸到身體，雙腿也不要彼此接觸。閉上眼睛。

2. 放鬆全身所有的肌肉。讓身體和心完全靜止。採用腹式呼吸法，緩慢而深沉。心要保持警覺，但又要放鬆。

體式與其他運動方式的主要不同之處，在於其他運動方式的目標在練成一個肌肉結實的身體，而哈達瑜伽的目標則是要同時促進內部器官的健康。如此，身體才可以做到完整的調和，這是心念能集中於一點的前提要件。但是，哈達瑜伽之所以重要，主要原因在於它是預備訓練，能幫我們攀上瑜伽階梯更高的階位。

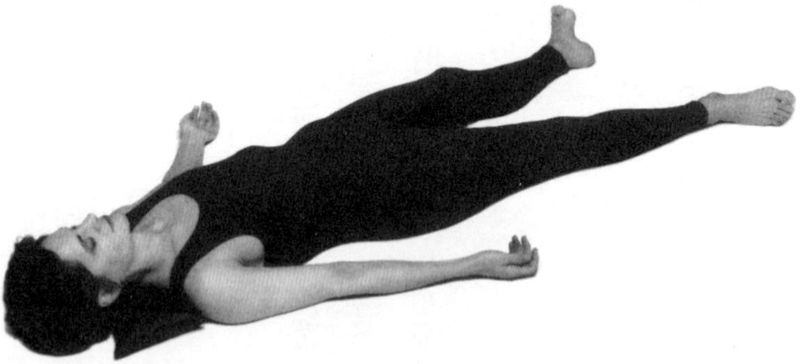

圖 19　攤屍式

內部潔淨法

除了體式之外，哈達瑜伽還使用一系列做為初步準備工夫的「潔淨法」，稱之為 kriyā。這些方法可以讓身體清除過剩的黏液以及其他廢棄物，讓人因而覺得清新潔淨，能為冥想靜坐做好準備。雖然學生對於這些內部潔淨的作法，一開始可能不容易接受，但是只要學生經驗到它帶來的精神煥發、身體輕盈的感覺，以及它對於傷風感冒和慢性疾病的益處，他就會開始享受地去做。對於自己身體內在的感受已經變得更為敏感的修行人，內部潔淨法的重要性就像是洗澡之於普通人一樣。

後面會介紹幾種最基本的潔淨法。它們應該是在早晨起身之後，在做體式以及用餐之前為之。

洗鼻法（Jala Netī）

這個潔淨法是用來清除鼻孔和鼻腔內過剩的黏液，將阻礙清除之後，呼吸能夠順暢地在鼻孔內流動。它有利於防止傷風，舒緩花粉熱和其他敏感症狀。如今醫學界也有人士建議使用類似的潔淨法。

作法

1. 在一個有突出壺嘴的小型容器中，放入約半杯分量的溫開水。加入約四分之一茶匙的鹽在水中。鹽的

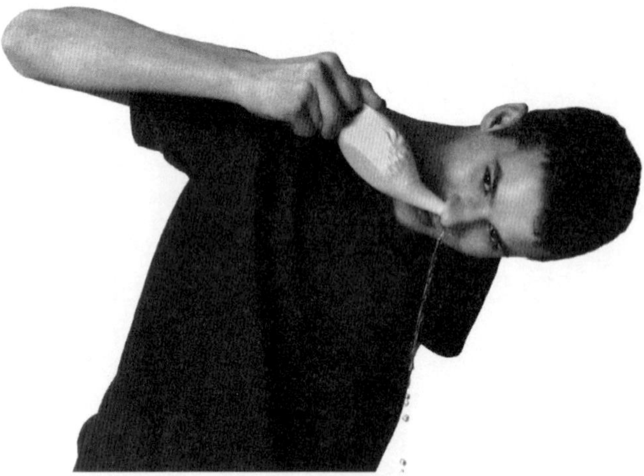

圖20　洗鼻法

分量應該要讓水嚐起來像淚水一般即為適量，這樣的鹹水能讓鼻腔內壁和喉嚨感到舒適，但又不會刺激到鼻腔。（譯者按，都市自來水中過多的氯，以及海鹽中的碘都具有刺激性，建議避免使用。）

2. 站在水槽前，頭傾向右側。將壺嘴放在左鼻孔，慢慢將壺中的水倒入。如果頭部傾斜的角度適當，水會由另一側的鼻孔流出。
3. 換另一側鼻孔，重複前述的步驟，將水倒入右鼻孔。
4. 然後往前彎腰，頭頂朝地，將頭傾斜，用這個方法讓鼻腔中剩下的鹽水自然流出。

繩淨法（Sūtra Netī）

這個潔淨法是用一條高品質、消毒過的棉繩，來清潔鼻子的通道。除了能清除過剩的黏液以及保持鼻孔通暢之外，還有助於呼吸流暢，讓呼吸法更容易做。它能降低上呼吸道疾患的可能，對於鼻竇炎和弱視也有幫助。

作法

1. 拿一條高品質、消毒過的棉繩，繩子的一端鬆開。另一端浸泡在蜂蠟中，當這一端開始發硬時，將它弄鈍。
2. 將鈍的一端輕輕塞入鼻孔，慢慢往內送幾英吋的長度，直到繩頭來到鼻腔往下通往喉嚨之處（剛開始做時，可能會觸發流淚、打噴嚏的反應，多練習幾次之後，就能受控）。
3. 當感覺繩頭到了舌根，用拇指和食指伸入口中，捏住繩頭將它拉出來。繩子仍然在鼻中，另一端掛在鼻孔外。
4. 來回拉扯繩子，輕輕地清潔鼻子的通道。
5. 將繩子取出。在另一個鼻孔重複上述的步驟。

上部清洗法（Gajakarani）

上部清洗法是吞下大量的水，然後嘔吐出來，用來清潔胃部和支氣管。往上的壓力不單是清空胃部，也能逼出累積在呼吸道中的黏液。它對於有些呼吸系統的疾病和胃部不適，能有幫助。

作法

1. 除非是刻意想要清除在消化道中或胃中的食物，否則一般應該在空腹時做。
2. 準備約六公升的溫水，加入足夠的鹽使水嚐起來比淚水略鹹。
3. 蹲在地上，盡快將水喝下，不要停頓或中斷。
4. 通常當喝進這麼多水之後，會自然發生嘔吐。如果沒有發生的話，站起來在水槽前傾身，用手指伸入口中去摳舌根，另一隻手輕輕地去壓和按摩上腹部。小心不要讓指甲傷到喉嚨。
5. 應該將全部的水都吐出來。剛開始練習這個潔淨法時，最好能測量喝進去的水和吐出來的水之分量是否接近。
6. 做完後幾個小時內，只能喝果汁。一段期間內應該避免飽食。

布條清潔法（Dhauti）

這個潔淨法能清除食道和胃中因為經常吞入由鼻腔和氣管流入的液體，而累積形成的過剩黏液。

作法

1. 用一條約三英吋（七．五公分）寬，質地細緻的白棉布，長度約二十二至二十三英尺（六七〇〇至七〇〇〇公分，但初學者可以用短一點的布條）。
2. 將布條在水中煮沸消毒。
3. 抓住布條的一頭，將它攤平，盡可能往舌根處送。
4. 開始吞嚥布條，同時繼續將它攤平餵入口中。如果無法吞嚥，可以喝幾口水，通常就能進行下去。
5. 繼續吞嚥，直到只剩下六英吋（十五公分）長度的布條掛在口外。
6. 快速將布條拉出，讓所引起的嘔吐反應幫助將布條和黏液排出。

Chapter 4

調息法

PRĀṆĀYĀMA

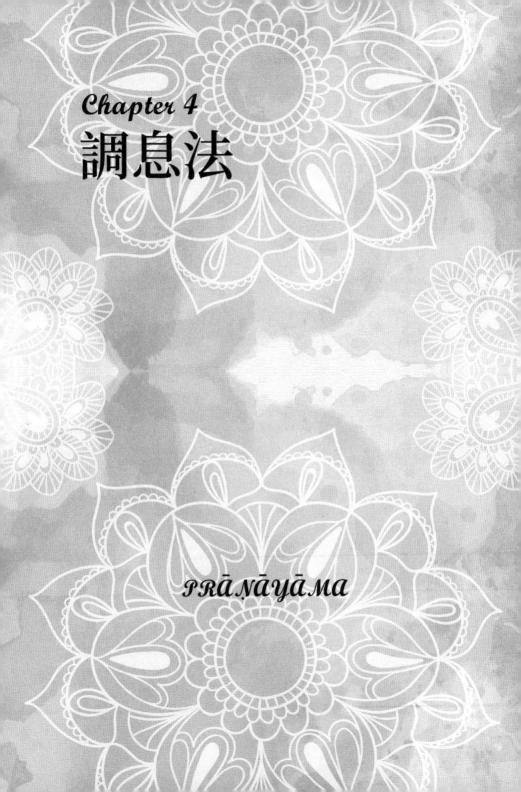

當學生的體式已經做得很正確，更能覺察到自己呼吸流動的變化，老師就可以開始教他一些呼吸的技巧，也就是調息法。梵文 prāṇāyāma（調息法）這個字可以有兩種解讀。prāṇa（氣）[1]的意思是「能量、生命力」，yāma 是「控制」。或者也可以把 prāṇāyāma 分拆為 prāṇa 和 āyāma 二個字，而 āyāma 的意思是「擴充、生起」，所以 prāṇāyāma 就成為擴張生命能量之流的練習法門。

至於 prāṇa 這個字，它也是由兩個字組合而成，pra 和 na。pra 的意思是「第一個單位」，na 的意思是「能量」。這個第一單位能量以最精微的形態存在於人體內，而宇宙則是它的擴充形態。因此，從本質上而言，人和宇宙沒有什麼差別。兩者的基本原理都是氣，因為人類和宇宙中所有能量的總和就是氣。太初之時只有「空大」（ākāśa），也就是只有空蕩蕩的空間存在，然後經由氣，就形成了宇宙。在感官世界中所呈現的一切，都是這個生命能量的展現。由於有氣在餵養心識，我們才會有思想。

因此，氣和心識息息相關，由心識到意志，又由意志到個體靈——阿特曼（ātman），再到宇宙靈——梵（brahman）。所有的感覺、所有的思想、所有的情感、所有的知覺，都是只因為有了氣才成為可能。

呼吸的學問是調息法中很重要的一環，但是世人還沒有認識到呼吸這門學問的重要性。這個題目博大而精深，只有瑜伽士才知道這門學問的奧祕。很多人談身體健康，其他人談靈魂、談宇宙、談神，但是，氣真正的奧祕還是籠罩在一層蓋紗下。我們的身體都要靠氣來維持，沒有了它，身心都不能存在。

現代科學對於飲食、熱量、維生素、礦物質做了很多研究。對於心念，以及心的作用也正在研究中。呼吸是身與心之間的連接，卻很少有研究把焦點放在這個題目上。關於哲學和宗教的書籍很多，關於調息的書極少，因為這要親身體驗過後才會知曉，只有精通它的修練方法之人，才能仔細地講個清楚。

氣能維繫生命。它透過我們吃的食物和呼吸的空氣進入身體。食物中最精要的成分是氣，不過食物中所含的氣比較粗大，相比之下，呼吸中所帶的是比較精細形態的氣。換言之，我們所吃的食物中含有的生命能量很重要，但是更不可或缺的是我們呼吸的空氣中含有的生命能量。這個生命能量是人類已知的醫藥所無法取代的。有一個必須要記得的重要觀念是，空氣或是食物本身並不是生命能量，它們僅僅是那個精細能量的載體而已。人每天都要吃進維生素、蛋白質、熱量，他也同樣需要學會將肺部完全充滿，這是一個最重要的呼吸鍛鍊法，每天至少要做兩次。

要淨化人體的系統，最重要的莫過於對肺臟的訓練。肺的運作，是在將新鮮的氣和已經用過的氣做交換。過量飽食和食用煮過頭的食物，都會打亂這個交換作用，使肺臟和整個呼吸系統變得不規律，即使毛細孔都會受害。如果我們能用某些呼吸的鍛鍊法來規律肺臟的活動，毛細孔就能正常運作，身體的組織和細胞會變得健康。

肺臟位於胸腔的兩側，被心臟、大血管、食道所分隔，由氣管所連接。肺臟的底下是橫膈膜，那是一面由肌肉所構成的牆，將胸腔和腹腔分隔開來。呼吸是受到橫膈膜牽動而發生。橫膈膜收縮，胸腔擴張，空氣就被吸入肺臟。橫膈膜放鬆，胸腔壓縮肺臟，空氣就被排出。因此，鍛鍊呼吸的第一步是要控制橫膈膜。運用橫膈膜來做深呼吸的簡單鍛鍊，是呼吸學問的基礎。

我們吸進來的空氣，能讓身體的所有系統有效地執行它們各自的功能。經由控制肺臟的動作，我們就是在規範生命能量儲存庫的交換功能。再者，有大成就的瑜伽士可以藉由控制肺臟的動作，來控制自主神經系統以及與它有關的肌肉。我們的心臟會有舒張壓和收縮壓，肺臟會有呼氣和吸氣，食物會被消化，會有排尿和排糞，會分泌胃液、膽汁、腸液、口水，都是基於氣的作用。

經由控制肺臟的活動，我們可以控制毛細孔的功能，而毛細孔對於整個身體的排毒具有非常重要的作用。有一套名為《瑜伽之河》（*Yoga-Taraṅgiṇī*）的瑜伽實修指引，其中提到了有一種清潔的功法叫做「氣浴」（prāṇa bath）[2]。在練的時候，是將橫膈膜向上推擠，把二氧化碳和碳酸排除，並屏住呼吸一段時間。如此重複地做，依個人肺功能的限度為之，不過一定要有一位已經修行有成的適任老師親自傳授指導才可以。學生在練這個功法之前，需要已經練過某些基本的調息法。功夫程度夠的學生去練氣浴，就會知道這是最有效的清潔排毒功法，長年住在喜馬拉雅山中的瑜伽士對此法更是推崇有加。

了解了呼吸系統，學生就可以用它來控制自己身心的動作。經由調息法的練習，他可以塑造自己的個性，甚至改變人生，因為呼吸的知識對於我們認識及規範自己身心的運作，能發揮微妙而全面的效用。有些一般認為無法醫治的疾病，在患者練習了調息法之後可能會得到改善。因為氣是生理生命和心理生命之間的連結，如果這個連結斷了，身體就會死亡。

古代的聖人說過：「懂了呼吸的學問之人，就懂了一切，而懂了氣之人，就懂了『吠陀』（Veda）。這個道理是因為，呼吸就是『梵』。」無論是什麼，只要是會動的、有功用的、有生命的，都不過是氣在表露或是現形。

要了解氣的學問，就必須要明白神經系統的本質和功用，是它在協調身體其他所有系統的運作。神經系統可以再分為中樞神經系統和周圍神經系統。中樞神經系統是由腦部和脊髓（其實是腦的延續）所構成。周圍神經系統包括了腦神經、脊髓神經，以及大多數自律神經系統（又稱自主神經系統）。腦神經、脊髓神經及自律神經系統分布全身，形成了一個運動和感覺神經纖維的網絡。運動神經纖維將神經的脈衝，帶到骨骼肌肉、內臟壁上的平滑肌、心肌，以及腺體。感覺神經纖維則將外在環境的情報，帶到腦部和脊髓。

自律神經系統主管調節身體內一般不受我們控制的活動，像是消化體液的製造和分泌、心臟的跳動、血壓的規律等。自律神經系統又再分為交感神經和副交感神經系統。這兩個系統是互補的。交感神經系統主掌準備好身體以應付緊急事故，副交感神經系統主掌控制身體休息和消化的作用。這兩個神經系統有時候會對同一個器官發揮相反的作用。以心臟為例，交感神經系統會加速它的跳動，讓收縮變得更有力，而副交感神經系統則是讓它慢下來。

交感神經系統是由兩排神經節所構成，這些是神經細胞的集束，以神經纖維形成的導線所連結，垂直分布在脊柱的兩側。這些神經節的導線分枝，散布到胸部和腹部的不同腺體及內臟，形成了神經叢來調控循環、呼吸、消化、泌尿、內分泌、免疫、生殖等系統。在遇到危機狀況時，交感神經系統會加快心跳速度，由腎上腺分泌腎上腺素，在肝臟調動血糖。

副交感神經系統中，最大的單一部分是「迷走」神經。稱為「迷走」，是因為它由腦幹一路遊走下來，控制了胸腹部中大部分的重要器官。它包括了運動神經纖維來控制內臟的運作，也包括了感覺神經纖維將內臟的情況回報給中樞神經系統。迷走神經能降低心跳速度，控制消化，將血液中的含氧量和二氧化碳量情況，報告給大腦知道。

調息法的學問和自律神經系統的作用，有非常密切的關係，一般的觀念以為自律神經系統的運作是不受人為意志所控制，而練調息法的目的，則是有意識地去控制它們。這可以經由控制呼吸而做到，經由呼吸來控制肺臟的活動，繼而到了最重要的一步，控制心臟的律動和迷走神經。最後就會導致有意識地控制自律神經系統的運作。由此開啟了我們去經驗心識中更高、更細微的層次。有大成就的瑜伽士還能控制到中樞神經系統，因而能防治肌肉萎縮症和帕金森氏症之類的疾病。換言之，能調控呼吸，身體中各種功能因而受到調控，學生就能更健康，並進一步學習更細微層次的覺知。

古代的瑜伽實修指引中，詳細描述了人類身體內部的構造及其功能。

雖然古代的瑜伽士並沒有解剖人體，但他們所說的那一套傳導系統，與現代生理學所講的神經系統相當接近。不過，古代的描述和現代的說法有一個重大的不同。瑜伽士並不是直接提到生理的神經系統，他們講的是和神經系統所對應的一套微妙的體系。古代指引中講的是「脈」（nāḍī），那個微妙的能量脈絡，以及生命能量「氣」，它們分別對應神經以及神經的脈衝。換言之，生理上的神經和脈衝，是微妙的脈和氣所顯現出來的粗大形態，瑜伽士在許多世紀之前就已經知道了。同樣地，生理上的神經叢和腺體中心，就是瑜伽士所謂的脈輪顯現出來的粗大形態。

我們現在簡略地談一下古代瑜伽實修指引中所做的敘述。脈一共有好幾千條，其中三條最主要的是：「左脈」（iḍā）、「右脈」（piṅgalā）、「中脈」（suṣumṇā）。中脈位於且貫穿「彌盧之柱」（merudaṇḍa，對應的是生理上的脊柱）的中央。中脈起源於「根底脈輪」（mūlādhāra cakra，或「海底輪」，所對應的是生理上交感神經系統的骨盆神經叢），它沿著彌盧之柱往上，一路穿過「自住脈輪」（svādhiṣṭhāna-cakra，或「生殖輪」，所對應的是生理上的下腹神經叢），「寶城脈輪」（maṇipūra-cakra，或「臍輪」，所對應的是生理上的太陽神經叢），「無擊脈輪」（anāhata-cakra，或「心輪」，所對應的是生理上的心神經叢），「淨脈輪」（viśuddha-cakra，或「喉輪」，所對應的是生理上的咽神經叢）。之後，中脈穿過「玉枕」（tālu，在後腦勺底部）就一分為二，成為一前一後的兩條支脈。往前行的一條通往「少智脈輪」（ājñā-cakra，或「眉心輪」，所對應的是生理上的鼻睫狀神經叢），然後到達頭頂的「梵穴」（brahma-randhra，所對應的是生理上的腦室凹陷，亦即「囟門」）。後行的那條中脈則是經由頭骨後方到梵穴，在此與前行的那條中脈會合。調息法是在開發後行的那條中脈。開悟了的瑜伽士，最終是由梵穴離開自己的身體，讓靈魂得到解脫。

左脈和右脈分別位於彌盧之柱的左右兩側，它們也起源於根底脈輪，彼此交叉，最後以鼻孔為終點。左脈的終點為左鼻孔，右脈的終點為右鼻孔。

瑜伽實修指引對於脈輪有非常詳盡的描述，脈輪是氣能量的集中點，以蓮花為象徵。每個脈輪都有其獨特的蓮花花瓣數目、顏色，以及住在裡面的神明等。在最下面的中心是根底脈輪，像是一條睡眠之蛇形狀的火焰，稱做「昆達里尼」（kuṇḍalinī），代表的是人所有的潛能。瑜伽的目標是要喚醒這條沉睡中的蛇，導引它順著中脈向上行，穿透各個脈輪，去到頭頂上千瓣蓮花的「千瓣輪」（sahasrāra-cakra，或「頂輪」）。這表徵的是，宇宙的勢能「夏克提」（śakti）和宇宙的覺性「希瓦」（śiva）之結合。瑜伽士是由於這個最終的結合，才成就了本我證悟，由一切束縛中解脫出來。然後，他的個體靈「阿特曼」（ātman）與宇宙靈「梵」（brahman）相融合。

調息法是導致這個覺醒發生的方法，要做到讓左脈和右脈不起作用，並使得生命能量之氣改為流入中脈。那時，瑜伽士會經驗到無比的喜樂，能不受時間所拘束。

宇宙的氣能量在人體中流動，古人將它細分為十種不同功能的次級氣。所有人體的作用都是因為這些次級氣的展現，才會發生，才能得到協調。它們是一種載體，將宇宙能量運輸供給身體中不同的器官。十種次級氣中，最重要的有五種：上行氣（udāna）、呼吸氣（prāṇa）、平行氣（samāna）、下行氣（apāna）、周身氣（vyāna）。

「上行氣」分布在身體喉部以上部位，主掌感官的使用。「呼吸氣」分布在喉部到心臟底部之間的區域，主掌言語器官、呼吸系統、呼吸時用到的肌肉。「平行氣」分布在心臟和肚臍之間的區域，主掌與消化有關的新陳代謝活動。「下行氣」位於肚臍以下的區域，主掌腎臟、結腸、直腸、膀胱、生殖器官。「周身氣」分布在全身，主掌所有肌肉有意識及無意識的放鬆和收縮，還有關節及關節周圍結構組織的動作。

在做調息法時，宇宙的能量是用氣的形態，以氧氣為載體進入我們的身體。然後在我們吸氣的時候，變成周身氣到達體內所有的細胞，並且將廢物運走。在呼氣的時候，下行氣的能量將廢物以二氧化碳為載體排除。當吸氣和呼氣的動作都停止了，吸氣和呼氣結合為一，才是真正所謂的調息法，要到達這個階段，才算懂了氣的祕密以及控制它的方法。做到這個結合的瑜伽士，就能降伏他的身心，掌握到宇宙生命的核心。

呼吸是氣能量展現於外的形態，它是調控身體這部機器的飛輪。一部引擎裝置中所有其他的機械作用，都受飛輪所控制，同樣的道理，我們身體這部活的機器裡，粗大的和細微的部分（也就是生理和心理的部分）可以藉由控制外在的呼吸而受到控制。

假如氣不再存在，心就永遠不會冒出任何念頭，因為氣和心之間是支持者和受支持者的關係，就像是花與它的香氣之間的關係。因此，能全面地認識調息法，對於學習控制自心是至關重要的。

接下來的這個比喻，能幫助我們更清楚地了解氣與我們生命其他面向之間的關係。在人身這個宮殿中，有七間層層相套的房間。國王和王后（比喻靈和智性）坐在最裡面一間房。第二間和第三間房是大臣們（比喻心）的辦公室，他們有的負責在白天工作，其他的負責在夜間工作。第四間房是國王侍衛長（比喻主要的呼吸）的辦公室，他下面有十個次要的呼吸，聽他的使喚辦事。還有其他三間房，而國王得到官員們（比喻感官和身體）的襄助，能完全掌控他們（譯者按，原書這句話的文義不明，沒有具體說明其他三間房內是誰，也不清楚受到掌控的「他們」是指誰）。我們此處要討論的是主要呼吸和它的從屬們所扮演的角色。

在這個人身的管治體制中，呼吸的角色極為重要，因為是它建立了心與身之間的關係。在經過一段時間之後，它最後停止了工作，一旦它停止，感官和身體就無法工作。呼吸離去了，對於第一間和第二間房中的人毫無影響，可是第三間到第七間房中的工作者就癱瘓了。呼吸停止了之後，最裡面的單位仍舊安然無事，國王的權力不會因為皇宮的看門人離去而消失。所以，當呼吸離開了身體，身體和心識之間的連結就斷了，而靈、智性、無意識心會去找另一座宮殿重新開始工作。同樣的道理，當第四間房的侍衛們跑掉了，國王不會為此而擔心，因為他仍然會在那最裡面的房間運作。

因此智者知道，即使在死亡之後，靈、智性、心識仍舊安然無事，所以不會感到傷痛。明白這個真理之人，才是真瑜伽士。《薄伽梵歌》中提到，智者是對氣有實證經驗之人，若沒有去實踐而得到知識，只是閱讀經典的人，就會空手而歸（在《薄伽梵歌》中，是用「asu」這個字來表示氣）。

●練習調息法

讀者可能不知道，大多數的時間裡，他們右鼻孔和左鼻孔通暢的程度是不同的。即使在鼻腔通道很乾淨，沒有黏液堵塞的情況，還是會有一側的鼻孔比另一側的鼻孔較不通暢。這種堵塞的情形，一整天中不論白天和夜晚，都會在右側鼻孔和左側鼻孔之間不斷地交替發生。雖然說任何人只要在一天中觀察自己的呼吸，就可以測試出這個情形，但現代的生理學才剛開始注意到這個交替阻塞的現象。根據瑜伽理論，這個現象是細微能量之流在左脈和右脈之間交替流動的結果。

在冥想的時候，理想的情形是讓這兩條脈維持均等的活動狀態，而有很多方法能做到這個地步。同時，也有很多方法可以讓我們將呼吸之流由比較通暢的一側鼻孔，改變到比較不通暢的另一側。其中一個方法是用手指將比較通暢的鼻孔壓住一段時間，另一側鼻孔不久就會變得通暢。另一個方法是由比較通暢的一側鼻孔吸氣，壓住它，然後由另一側呼氣。這個流程要重複幾次，然後換邊做。或者你也可以深吸一口氣，用手指壓住兩邊鼻孔，在不會覺得不適的情況下盡量憋住氣，然後放開呼氣。這也要重複做幾次，對於受涼或頭痛非常有用。還有一個改變呼吸之流的方法是握拳，將拳頭放在不通暢鼻孔另一側的腋窩下，用手臂力量壓住。幾秒鐘之後，原本不通暢的鼻孔就會通了。除此之外，辛辣和刺激性的食物容易提高體溫，因而導致右側鼻孔比較流暢。處於突然改變溫度的環境中，也會引起呼吸之流的改變。

改變呼吸之流，對於頭痛、憂鬱、其他的失調情形都會有幫助。當右側鼻孔較為通暢時，人會比較積極，靜不下來。右側鼻孔比較通暢時，也會讓人做出自保或攻擊性的行為。右側鼻孔比較通暢，也有助於消化。當左側鼻孔比較通暢時，人會處於比較被動和開放的心境。當兩邊鼻孔之流同樣通暢時，人的態度會變得虔敬，感到和諧安樂。兩邊鼻孔同樣通暢，有助於冥想。

除了前面提到的「潔淨法」（kriyā）之外，還有一個簡單的方法可以清潔鼻腔通道中的阻塞，讓呼吸流暢。取一杯溫鹽水，將鼻子浸在裡面，用手指壓住一側鼻孔，另一側鼻孔吸入鹽水，讓水流經鼻孔，進入口中再流出來。換另一側鼻孔，重覆此法。初學這個方法的人，開始時可能會覺得有些不舒服，有刺激感，或者會打噴嚏，但是很快就會習慣。每天早上做一次這個潔淨法，一段時間後，你的鼻腔會變得通暢，比較不容易傷風、鼻腔發炎、頭痛。

我們現在介紹一些簡單和比較進階的調息法，但是不會談到更高階的調息法，因為那些需要用到比較難的「鎖印」（bandha）。高階的功法必須在適任的老師指導下為之，不可以自行靠書本上的描述去練，不當的操練可能會引起嚴重的生理及心理傷害。

以下所介紹的簡單呼吸法，任何人都可以去練，不會有害。做這些練習可以增加肺活量，從而增加對空氣污染的抵抗力。練習深呼吸的人在受到刺激時，會比普通人相對較不容易激動。

簡單深呼吸法

晨起盥洗後，站在一個安靜且空氣流通之處。用鼻子呼氣，保持頭、頸、身軀正直。除了深呼吸時會動到的腹部和胸部肌肉之外，試著盡可能讓身體維持不動。做根鎖，也就是收縮直腸括約肌，向內、向上提。平順地用鼻子呼氣，不要用勁，不發出聲音。完全呼盡之後不要停頓，立即開始用鼻子深深吸氣。每天早上如此做大約十次，至少要做兩個月。深沉、規律的呼吸，呼與吸保持相同長度，對於低血壓、失眠、心臟病都有相當的好處。它能強化神經系統，進而做到隨意控制呼吸系統。這是擁有健康身體和心理的祕訣。

另一個簡單的深呼吸法是，平躺在地面，雙腳以自己感覺舒適的距離分開，雙手放在身體兩側且掌心朝上。輕輕閉上眼睛，將雙手放在肋骨和肚臍之間的上腹部去感受肌肉的動作。用鼻子吸氣、呼氣，呼吸要緩慢、平順、深沉。呼吸不要發出聲音，沒有急促，不要有停頓，要比正常呼吸稍微誇大，呼氣時有意識地將腹部肌肉向內收。初學者無法使用到橫膈膜的話，呼氣時可以用手輕輕壓按腹部肌肉來輔助。吸氣時，要感覺到腹部外壁向外推。胸部只能有輕微的動作。每天做這個深呼吸法三至五分鐘，直到你能清楚地認識橫膈膜的動作為止。

呼吸放鬆法

以呼吸來放鬆，對於神經緊張和其他疾病都有一定的幫助。平躺在地面，頭部下方可以墊一個軟的枕頭。用一片布料蓋住眼睛，然後開始緩慢而深沉地呼氣、吸氣，要用橫膈膜呼吸。首先，放鬆整個肢體，然後帶著放鬆的感覺，讓心游走到腳趾。要有系統地做這個練習，逐一集中於全身每一處肌肉，放鬆它們。由放鬆額頭開始，臉部肌肉、脖子、肩膀等，如此繼續往下一直到腳趾。然後循原路回到頭部，放鬆沿途每一處肌肉。在做這個練習的時候，不要讓任何其他感覺來打岔。

每一次做放鬆練習的時間不要超過十分鐘，過度放鬆反而可能有害。肌肉放鬆時間太長的話，最終可能會失去對肌肉的控制。更重要的是，在放鬆練習時不可以睡著。

在放鬆五分鐘之後，有意識地讓全身繃緊，試著保持繃緊狀態至少六十秒鐘。然後再度有系統地由頭至腳逐步放鬆身體所有部位。放鬆，有意識地緊繃，然後再度放鬆，緩慢而深沉地呼吸。集中注意力於深沉而均勻的呼吸，就會養成深呼深吸的習慣，因而能夠很容易做到放鬆。深沉呼吸加上放鬆法，對於疲乏非常有幫助，但是要避免屏氣。坐在辦公桌前做五分鐘放鬆練習，能讓你覺得煥然一新，提高工作效率。

淨脈法（或左右鼻孔交替呼吸法，nāḍī-śodhana）

這是一種淨化細微能量脈絡的呼吸法。每天至少做兩次，早晚各一遍。早上做淨脈法的步驟如下：

- 選一個安靜、空氣流通地方，採用舒適而穩定的坐姿。
- 保持頭、頸、軀幹的正直。
- 將右手抬到鼻子旁邊，彎曲食指和中指，就可以交替用拇指壓住右鼻孔，然後再用無名指壓住左鼻孔。
- 先用右拇指壓住右鼻孔，由左鼻孔呼氣到清空，呼氣要緩慢、受控，不可使勁。沒有急促。
- 呼氣到清空時，用右手無名指壓住左鼻孔，放開右鼻孔，由右鼻孔緩緩吸氣到滿。呼氣和吸氣的時間長度，應該要相同。
- 重複再做兩次這個左呼右吸的循環。
- 在第三次右鼻孔吸氣到滿時，壓住左鼻孔的手指不要放開，用右鼻孔呼氣到清空。

- 呼氣到清空時，用拇指壓住右鼻孔，放開左鼻孔吸氣。
- 重複再做兩次這個右呼左吸的循環。結束練習。

總結這個練習是：三次左呼右吸，然後三次右呼左吸。

晚上做淨脈法的步驟是：三次右呼左吸，然後三次左呼右吸。

注意，呼氣和吸氣的時間長度要維持均等，而且要緩慢、受控，沒有急促，不可使勁。

（譯者按，此處介紹的方式，是早晚各做一輪的淨脈法。在喜馬拉雅瑜伽傳承中，這是非常重要的呼吸法，讀者可以選擇每次一連做三輪，每天早中晚三次各做三輪。如果時間充裕，例如在靜默期間，更可以一次連做九輪來強化練習的效果。細節可以向喜馬拉雅瑜伽傳承的老師請教。）

勝利調息法（或烏伽義呼吸法，ujjāyī prāṇāyāma）

這個呼吸法應該在一個穩定的姿勢中進行，頭、頸、軀幹要保持正直。先完全呼氣至清空。現在用鼻子吸氣，緩慢而深沉，要能夠在上顎的頂部感覺到進氣，也應該要發出輕柔、連續、類似啜泣的聲音。做法是將喉部的聲門半闔，而更簡單的辦法，是在吸氣時默想發出連續的長聲「搜——」。吸氣時，腹部要輕微收縮。

現在，不要停頓，慢慢從鼻子呼氣。出氣時，也要能夠在上顎的頂部感覺到，也可以聽到聲音，最簡單做到的方法，是在呼氣時默想發出連續的長聲「瀚——」。

這是一輪的勝利調息呼吸，可以重複做五分鐘左右。此法能清理鼻腔的通道，安神，靜心。

額光調息法（或縮腹呼吸法，kapālabhāti prāṇāyāma）

kapālabhāti 這個字的意思就是「頭頂發光」。練習時，應該在一個穩定的姿勢中進行，頭、頸、軀幹要保持正直，成一條直線。這個呼吸法是收縮橫膈膜和腹部的肌肉猛力呼氣，然後放鬆肌肉讓空氣自然吸入，這是一輪。要快速地連續重複如此的呼吸方式，剛開始練習的人，依自己的能耐做七至二十一輪。它可以清理鼻腔和呼吸道，刺激腹部肌肉和消化器官。

風箱調息法（bhastrikā prāṇāyāma）

bhastrikā 的意思是「風箱」。在做這個練習時，腹部肌肉有力地一收一放，像是鐵匠在鼓動風箱一般。此法中，呼氣和吸氣都要有力地做，如此一呼一吸是為一輪，要快速地連續做上七至二十一輪。風箱法有三種變化式：前風箱、左右風箱、交替風箱。前面介紹的是前風箱。

做左右風箱時，第一輪用力呼氣和吸氣時，頭要面向正前方。現在將頭完全轉向右方（早上做時先轉向右方，午後做時則要先轉向左方），做一輪快速呼氣和吸氣。現在，將頭轉回朝向正前方，做一輪快速呼氣和吸氣。然後轉向左方，做一輪呼氣和吸氣，轉回正前方。如此是一套，可以重複做上七至二十一套。

做交替風箱時，是用單一鼻孔做一輪的快速呼氣和吸氣。用右手拇指壓住右鼻孔，以左鼻孔做快速的呼氣和吸氣。然後用右手的中指或無名指壓住左鼻孔，以右鼻孔做快速的呼氣和吸氣。這是一次交替。早上練的順序是，先在左鼻孔呼／吸，然後換到右鼻孔呼／吸。午後則反過來，先右鼻孔呼／吸，才換到左鼻孔。呼氣和吸氣都要有力，注意是用腹肌和橫膈膜為之，不是用胸部為之。可以做上二十一次交替風箱呼吸。

風箱調息法的益處，與額光調息法類似，有力的呼吸能清潔肺部，排除那些以正常呼吸方式無法排除的肺中殘餘廢氣，因而淨化整個呼吸系統，喚醒內部的活力。

前述的簡單深呼吸法、呼吸放鬆法、淨脈法、勝利調息法，初學者都可以練。但是，額光調息法和風箱調息法，就只有已經練過初階呼吸法的人，才可以開始練。

高階的調息法要用到屏息住氣。如果沒有受人指導，沒有先控制好自己的飲食、睡眠、性事，貿然嘗試去練的話，就可能會讓自己遭到無法修復的傷害。只有適任的老師才能看出學生是否已經準備好了，然後指導學生開始去做閉氣的練習。此後學生有了進步，吸氣、閉氣、呼氣的時間長度會增加。最後，唯有做到精通的地步，才可以嘗試練習在呼氣之後屏息。

如上所言，調息法是一門複雜而博大的學問。前面介紹的一些基本練習，是大家都可以做的，但是還有很多更高階的功法。學生在信服了調息法的功效之後，應該要去尋找一位適任的上師來學習要用到「屏息」（kumbhaka）的複雜功法，因為這樣的調息法能讓人的行為、言語、心意都得到圓滿。

（譯者按，斯瓦米拉瑪介紹過的那本實修指引《瑜伽之河》在講到調息法時，特別告誡修行者，想掌握氣之人要如同馴服野獸一樣，只有掌握正確技巧且能謹慎從事之人才可為之，否則必然會被野獸所傷甚至致死。）

譯註

[1] prāṇa，音譯「普拉那」在本書中翻譯成「氣」。

[2] 斯瓦米拉瑪在《大師在喜馬拉雅山》書中「洞中閉關」一節，提到自己在山洞中閉黑關十一個月期間，用了一種強烈的呼吸法來清潔毛細孔，效果比用水洗浴身體還要好，應該就是這種氣浴法。

Chapter 5
專注

DHĀRAṆĀ

一般人的心都是處於散亂狀態，沒有辦法讓一個單一的念頭連續不受干擾，直到它的任務完成。這是因為大多數時間中，心是被自己的身體，以及被日常生活中外界的刺激所控制。其實，身體只不過是心的影子而已，它是心為了要彰顯自己而造出來的一個模子。讓身體控制了心，就像是讓伙計去指揮老闆一樣荒謬。

專注，是把散亂的心念帶到一個點上，因為心只有能夠專注時，才能實現它真正的潛能。在專注的時候，心所有的能量都集中到一個對象或是念頭上面。初學之人的心會反抗專注，因為沒有經過訓練的心很難長時間將注意力完全放在一個對象或念頭上。譬如說，初學者試著將自己的思想過程放慢下來，但念頭抗拒接受控制，反而會飛快地在心中不停閃現。心似乎從來都沒有辦法不起念頭。每移除一個焦慮念頭，另一個念頭馬上會補位，所以大多數的時間內，心似乎都沒有辦法維持在不受干擾的狀態，老是會被一些幻想、奇想所打斷，無法集中於想專注的對象上。

心真正的光華和潛能，是藏在一層由本能、衝動、情緒、心境、情感、心血來潮、奇想所構成的蓋紗之下。要了解心是如何被它們所覆蓋的，就得先對它們有所認識。譬如說，本能是一種不由自主被激發出來的行為。世界上所有的人類和動物都有兩種有力的本能：自保及繁衍。飢餓是生於自保的本能，欲望則是繁衍本能被顯現出來。衝動有三類：意念、言語、行為的衝動，它們都和想像力密切相關，是可以經由培養理智和意志力而受到控制。

情緒（emotions）、心境（moods）、情感（sentiments）是相互牽連的，不過，在心的世界中，它們有各自不同的角色。情緒是心念和欲望的綜合產物，它是被心念所滲透的欲望，或是融合了心念的欲望。基本的情緒是愛和恨，其他許多感受都包含了這兩個元素在內。例如敬愛，就混合了尊敬和愛。在各種各樣的情感中，最重要的三種是：宗教情感、道德情感、美感情感。不過，感受和情感的最終本質都是虛幻的，它們是心造出來的騙局。

心境則是在奴役心。心境的梵文是bhāva，兩個最主要的心境是喜和哀。我們的心通常都是不停地從一種心境跳到另一種心境，結果是這些順境和逆境不讓心去體認更高境界的經驗。唯一真正有益的心境，是冥想的心境。在這個心境中，能夠自然而不費力地維持專注之流。所有人都會有一時的興致（whim）和奇想（fancy）的時候，在極端的情形下會導致怪異的心理和行為。例如，在一時的興致產生之際，正常的心就受到踐踏，因而導致災厄。奇想是智性功能所生出來的一種觀念，比起幻想（imagination）是較為輕微和少些專橫。它能幫到詩人、藝人、舞者，但是對學習瑜伽之人在試圖專注的時候卻是妨礙。

現代科學試著從唯物的方式，來解釋心中生起的種種心念變化，將情緒、心境等狀態，說是由內分泌，像是甲狀腺、副甲狀腺、松果體、胸線等所引起的。根據現代科學的說法，當這些內分泌被血液吸收，就對於人的性情起了決定性的作用。

瑜伽的學問則是以更精妙的說法，來解釋人心的不安定性。它主張只要控制住心，就可以控制住情緒。因此，瑜伽的學問側重於明白、解析、訓練並控制有意識和無意識層面的心。千百年以來，瑜伽士早就知道，雖然意識層面的心對於人在外在世界中從事某些重要的工作，是不可缺的，但它畢竟只是膚淺的表層。無意識層面的心相對更為重要，因為一個人的行為動機都藏在那裡。現代心理學一直到最近才明白這個事實，終於開始研究心的無意識層面，但仍然還有很多東西沒有弄明白。

瑜伽是用一個比喻來解釋心：它像是一座湖，被念頭的波瀾（vrtti）所擾亂。練習專注，有助於平息波瀾，當念頭都靜止了，修行人就可以在湖面中看見自己的倒影，經驗到自己的真實本性。因此，根據瑜伽之學，人不是只有清醒、做夢、深眠三個境地，還有第四個境地，叫做「圖瑞亞」（turīya，意思就是「第四」），那是超意識心的境地。要達到這個境地，學習瑜伽之人必須先將心念集中於一點，然後才能擴充到超意識境地。所以說，專注的目的，是在洗去修行人心中的不淨，將分散的心念能量聚合，引領專注的心念循著一條渠道到達超意識境地。

在平日的生活中，我們有很多要用到專注的地方。我們把線穿過針眼時需要專注，在繁忙街道中開車時需要專注。不過，這種專注是外在的，是外在的某個對象抓住了我們的注意力。帕坦迦利所謂的專注（dhāraṇā），則是一個內在的心念過程，不是肌肉的動作。它完全在我們意識的領域內發生，而且是受我們的意志力所操縱。換言之，內在的專注是修行人用自己的意志力，將注意力導向並維持在一個對象上。注意力能持續，才成為專注。

因此，注意力是專注的前提。注意力有兩種，自主的和非自主的。自主的注意力，是我們運用意志力將注意力導向一個對象或念頭上。它需要意志力、決心，以及對心的訓練。相對的，非自主的注意力是自然發生的。它經常發生，不需要任何練習，也不需要意志力，在兒童身上特別容易留意到。專注所需要用到的是自主的注意力。

有些現代的老師反對高度專注，認為這會造成緊張。這是一個誤解。當專注進步到高階的程度，就成了冥想。當今那些所謂的冥想方式，如果不能把遊蕩的心帶回家的話，就都是在白費功夫。因此，修行人需要認識到，專注是絕對必須的，不要被那些主張專注會引起緊張的教導所動搖。

要訓練心去專注，是有一定技巧的。例如，你應該每天定一段固定的時間去做它，早晨和黃昏時段是最佳的。練習專注時，你應該要在適宜的環境下為之，而且不要有別人進來干擾，也要下決心自己在練習的時間內不被分心。做練習的房間要安靜、清潔、空氣流通，牆上不要掛照片或畫作，身體不可直接受風吹，光線不可太明亮，溫度要適中。飽食之後不可立即練習專注，否則會引起不適或睏意。性事要有節制才有助於專注。此外，當你身心感到疲憊時，不要嘗試去練，而且初學者在開始階段，要將練習時間長度限制在十分鐘內。

當姿勢穩定，身心處於放鬆的狀態，神經系統因調息法而淨化時，專注就變得容易。因此，最好之前能先做一些瑜伽的體式及放鬆法。深呼吸，有規律的呼吸，能讓心靜下來。前面章節建議的那些冥想的坐姿，都可以適用於練習專注，或者你可以坐在一張木椅上，頭、頸、軀幹保持正直成一條直線，雙腳平穩地置於地面，雙手放在大腿上。不要以「攤屍式」來練習專注，因為如此容易導致昏沉而睡著。

心要保持無憂無慮，不要讓世間的煩惱和情緒問題占據它。瑜伽的學問中，有好幾種方法來對治這些問題。首先，要有放下的心態。輕輕閉上眼睛，將感官由外界抽回來，然後對自己說：「我是誰？我不是身體，不是感官，不是心，不是情緒，不是意氣衝動。我是無所不在的阿特曼，那個靈。這些情緒、意氣衝動怎麼能干擾到我？我是完全無牽無掛的。」能帶著這些正面的念頭，心中的意氣衝動和情緒就會慢慢消退。

第二個讓心靜下來的方法，是要試著讓自己變成一位心中浪潮的旁觀者，默默地觀察著心念的波浪在心中升起。你跟這些來到的心念沒有任何瓜葛，只是單純地看著它們掠過。不要試著去用到區別或是意志的功能，不要與情緒和意氣衝動去掙扎，不要想去控制它們，但是你要小心留意到注意力起衝突的強度和長度。一再重複如此的練習，終究會有收穫。起初也許會讓你有受挫感，但只有耐心和恆心才會帶來成功。不過，假如你遇到了跨不過去的衝突，就應該暫停練習，等更合適的時機再做練習，因為任何的專注方法都不應該讓人有一種費勁的感覺。使勁只會帶來緊張，緊張會讓神經系統不安，結果會是嚴重的不適。

若依所專注的對象而分類，專注可以分為幾種：粗大的、細微的，外在的、內在的，客觀的、主觀的，還有無限的。選擇適合的對象是一個很重要的考慮因素，假如是能帶來快意的，專注就會容易些。

初學之人應該先專注於外在的對象，例如一個點，不是閃爍的燭焰，而是基督、奎師那、佛陀或上師的照片。你也可以用藍色、紅色、黃色的花，或者用一面鏡子凝視鏡中倒影的眉心處。凝視的目光要穩定而不可讓眼睛疲勞，每次應該只做一至二分鐘，但可以重覆做二、三次。剛開始練習專注的時間不可以太長。專注的強度比練習的長度來得重要。過了一段時間，才可以慢慢拉長時間。

鼻端凝視和前方凝視，也是開發專注力的方法。鼻端凝視是將眼神輕輕地集中在鼻端，而前方凝視則是集中在眉心部位。這個練習法特別要注意的是，絕對不可暴力地使勁，專注的時間長度應該從剛開始的半分鐘至一分鐘，逐漸增加到半小時。選擇專注的方法要根據自己的個性而定，但是一旦選定了方法，就要老實地至少練三個月。只有如此才會見到結果。

目前所提到的專注方法，做起來都是睜開眼睛集中於一個外在對象上。這叫做「凝視法」（trāṭaka）。我們現在介紹閉著眼睛來做的專注法，這有三種：

1. **專注於一個字或一個音聲**，例如永恆的OM（嗡）字，能產生振盪和在心中形成影像。當這個微妙的形象深入心中，心自然變得穩定。

2. **專注於呼氣和吸氣**，同時重複持咒或是永恆的字語，能將游移的心念帶回家來。

3. **專注於一個心中的影像**，也能讓心穩定下來。剛開始練習的時候，所選擇的心中影像應該是具體而簡單的對象，例如一個小的光環或一道柔和的光，要做的是讓這個心中影像維持越久越好。抽象的，或者複雜的對象或念頭，不適於初學者。其他適合的影像可以是書寫的OM（嗡）字，基督、奎師那、佛陀、上師的形象。

在用到這些專注技巧時，如果是上師所指定的永恆字語或是靈性對象，修行人可能會有殊勝的體驗，例如聽到天音、聞到精緻的香味，或者知曉未來。這些體驗是修行路途中光輝的里程碑，能激勵修行人向前，但是千萬不可執迷在其中，以為它們就是最終的目的。要知道它們不過是專注所產生的副產品。真正的目標是終極真理和證悟。

還有一些更高階的專注法，其中一種是以眉心輪為專注的對象。這是心識在清醒時的駐地，是個重要的中心，敏感度很高。專注於此處會見到光。專注於這塊特別的區域，很適合將心引向內，集中於一點，以及穩定下來。集中在這一點還會得「天眼」（divya-cakṣu），天人之眼。專注於心輪是另一個專注法，會得到殊勝的喜樂，因為心輪是情緒和感受的駐地。瑜伽所謂的心窩，是位於兩乳之間的區域，不是那個肉團的心臟。瑜伽士會避免專注於較低的神經叢（譯者按，這主要是指海底輪和生殖輪）。

一般認為，專注於眉心輪，就能讓所有其他的脈輪都受它控制，屬於理智型的人通常都會建議他專注於這個地方。不過，屬於情緒型以及比較感情用事的人，會建議他專注於心輪——心中的蓮花。專注於這兩個脈輪的任何一個，都能讓心定下來。持續地專注就成了冥想，最終會喚醒昆達里尼沿著中脈升起，修行人就能體驗到無邊的喜樂，證悟最終的真理。然而，一定要有適任的上師指導，才有可能喚醒昆達里尼。

在《奧義書》以及瑜伽的實修典籍中，還載有許多其他的專注法門，不過它們通常沒有詳加解釋，所以只有經過適任上師啟引之人，才能理解其中的奧祕。這些特殊的法門，包括了：明點穿透（bindu-bhedana）、蜜智（madhu-vidyā）、駕馭夏克提（śakti-cālana）等等。「bindu」的意思是「點」，在做明點穿透時，要觀想明點在眉心輪有如一粒透明的珍珠，能清楚觀想到之後，再將像珍珠的那粒明點移到頂輪。要把這個法門中的明點當作是心的精華，而心會因為能直接接觸到所成就的超覺意識層次而變得豐富。

另一個高階的功法要專注於右鼻孔的陽脈呼吸（代表心念）和左鼻孔

的陰脈呼吸（代表感情）二者成婚。智慧就是由如此結合所生的孩子，也就是中脈，會心生樂感。

瑜伽開發專注的功法既科學又確實，不論是運用注意力，還是有意志地將注意力抽回，都必須是受到意識的控制。然後，在第二個專注階段，心念的自主和非自主活動都必須受到意識的控制。這種專注，不同於父母和老師教我們的專注。學校中所使用的方法只顧到一邊，只用到意識層面的心。這就像是老師只教我們起飛，但是不教如何降落。如果思想沒有一個固定的方向和目標，將會耗散心的能量，使思想者不知道怎麼回到起點。這種單邊的教學法是有害的，甚至是危險的。

因此，專注是修行人最重要的責任。阿地商羯羅（Ādi Śaṅkara，又譯阿迪商羯羅）是倡導吠檀多哲學「不二論」（advaita）最著名的大師，他曾經說過，修行人有兩個責任：感官受控，以及心念專注。只要修行人的念頭還沒有完全受控，他就應該不停地努力，讓自心一次只專注於一個真實。

專注和感官欲望是彼此對立的。只要心能夠無欲，不住於感官的對象以及對它們的樂感上，就能成就冥想（在吠檀多則是稱為「沉思」）。所以，專注是打開冥想之門的一把萬能鑰匙，只有持續的專注，才能進入冥想境地。其實，兩者之間的分界線是很難分辨的。

要是不能專注，心的能量會耗散在模糊的念頭、憂慮、奇想上。一名普通智力程度的人，如果開發了高度專注的本事，他的創造力會勝過一名極度聰明但無法專注的人。透過專注，可以直接連上宇宙心識，心就能夠同時處理許多事情。專注並不能取代努力和行為，但是它的確可以幫助個人成就特殊的體驗，探索深藏在心中的真實。

帕坦迦利對於專注的學問著墨甚深，因為他了解將「專注」用於對治煩躁不安的心，有著特殊的功效。現代的科學家也開始同意這個觀點，相信只有經由專注，才有可能將分散的力量和情緒匯聚起來，解決矛盾衝突。持續穩定地練習，將使得神經系統和心得到放鬆，心念因而變得穩定，能定於一點，掙脫欲望的枷鎖。修行人經由專一能進到超意識境地，從而體驗到喜樂的神性。

Chapter 6
心是什麼

CITTA

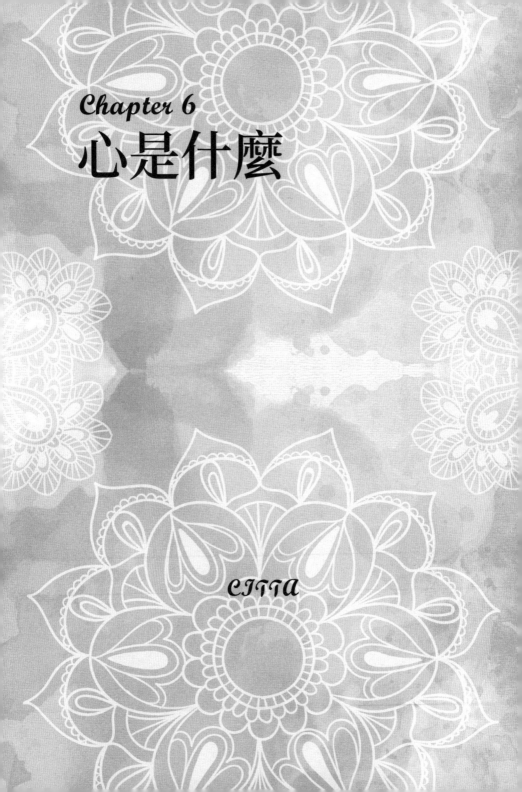

根據瑜伽的學問，人在睡眠時，腦部處於休息狀態，但是心沒有休息。然而，能夠控制自心的瑜伽士，休息之樂來自於冥想，因此不需要太多的睡眠。無所不在的「梵」，那個普在的靈，是在心中顯現。根據王道瑜伽，三摩地是最終的喜樂所在，心回到它原本的駐地，那就是內住神明的所在。

心的源頭是「本我的勢能」（ātmā-śakti，一己的夏克提），心的駐地是「梵穴」，頭部的凹陷處。在梵文中，宇宙心識叫做「金胎藏」（hiraṇya-garbha），就是「所生梵」（kārya-brahman），就是「集識」（sambhūti），是所有心的集合心識。根據《薄伽梵歌》，心是「八原物」（aṣṭa-prakṛti）之一，這八個主要質素是地、水、火、風、空、意（低層次的心）、智性、我執。在王道瑜伽及數論哲學中，「大」（mahat）這個字就是宇宙心，或者說集體心，它是由非顯的「梵」[1]所顯現出來的第一個「諦」（tattva）。如同輪子是由它的輪輻所支撐，而輪輻又是由輪軸所支撐，我們的心由宇宙心所支撐，而宇宙心是由梵所支撐。

假如我們把宇宙心想成是所有個別心的源頭，進而把宇宙心想成是一種能量，那麼世界上所有的生靈就像是一個個在發光的小燈泡。如同電力是在電廠中產生，然後流進一個個燈泡，宇宙心的能量流入個別心，使它們充滿了覺性的光明。宇宙心是微妙的，與其他所有的心都保持著密切的連結。換言之，當我們的心進化了，就能有意識地與其他的心連繫起來。無數的心都是以此方式連結，這個網絡形成了宇宙心「大」的一部分。這個就是王道瑜伽所謂的「遍布一切」（vibhū）理論。

從「大」生出了「我執」（ahaṁkāra），就是一己的自我意識。接下來由「悅性的我執」，也就是純淨平和的自我，生出了「意」（manas），低層次的心。由「動性的我執」，也就是躁動的自我，生出了「根」（indriya），就是覺知的功能和行為的功能。由「惰性的我執」，不活動的自我，生出了「唯」（tanmātra），最精微的元素，構成宇宙的那些粗大的元素是由此衍生出來的。從瑜伽心理學的觀點而言，所謂的「心」，叫做「內具」（antar-kāraṇa），即內在的工具，是由四個部分，四個面向所構成：(1)意，低層次的心；(2)布提（buddhi），智性，分辨的功能；(3)我執，一己的自我意識；(4)心地（citta），心的底蘊。

意，是低層次的心，是根（包括「知根」：眼、耳、鼻、舌、身五種感官，以及「作根」：手、口、足、排泄、生殖五種行為感官）與布提（分辨的功能）之間的連結所在。「意」也能將布提的指令傳達到行為感官。個人層面的智性是布提，所對應的宇宙層面智性則叫做「大」。「布提」還具有作意和分辨的功能。布提將感官傳達來的訊息予以分析整理之後，當它做出決定之際，「我執」就岔進來，將此決定表達成一個念頭，例如「我喜歡這個冰淇淋」或「我真不知道他是何方神聖」等。所有這些心念的活動都發生在心地中，它像是一塊上面畫著心念之活動的畫布，它也將這些活動所造成的印象留存在記憶庫之中。因此，無意識層面就是心地的一個部分。

雖然說心是由這四個面向所構成，但它其實是一個單體。它像是一棵樹。種子是由我執產生的那個「我」的念頭；從這個種子所發的芽是布提[2]；樹枝是那些作意（saṅkalpa）而來的種種想法和思慮。心能延伸到過去、現在、未來，有著多種作用和功能，但它終究是一。打一個比喻，某人是大學的教授、他妻子的丈夫、他子女的父親，等等，即使有許多不同的角色，他終究是同一個人。心也是如此。當它在想、在懷疑時，是意；當它做決定、分辨的時候，是布提；當它自尊自大時，是我執；當它儲存過去和現在的念頭時，是心地。心有一個美麗的特質，就是只要它其中任何一個面向起作用，其他所有的面向都會起作用。心的另一個特質是，它總是要依附於某個對象，無法自立，無法自己獨立運作。無論它用什麼方法，總是要抓著一個想法、代號、念頭、影像。

阿特曼，或說本我，是被三層身所包著，它的真實光華因而被遮蓋住。三層身中，最裡面的一層是「因身」（kāraṇa-śarīra），或說種子身。瑜伽士投胎轉世，是帶著這個身進入另一個肉身。由它再生出另外兩層身，所以它叫做種子身或因身。第二層身叫做「精身」（sūkṣma-śarīra），或說細微身、細身，它是由十七個「諦」（tattva）[3]，也就是十七個主要的質素所構成：十「根」（五個「知根」和五個「作根」，前面已經介紹過了）；五「唯」（五種精微的元素，是心中所覺受到的色、聲、香、味、觸）；「意」（低層次的心）；「布提」（分辨的功能）。最外層身是「粗身」（sthūla-śarīra），或說粗大身，就是生理的肉身，它是經由「氣」和廣義的心[4]連結起來。在肉體的粗身死亡之時，氣就消散了，因身游移到另一個「界」，嗣後才跟另一個新的粗身連上。死亡是生理肉身的慣性。然而，阿特曼（覺性的中心）卻是永遠存在的。當人經由冥想進入了三摩地境地，成就了解脫，因身就會脫落，於是阿特曼融入「梵」——水滴就和巨洋合而為一。

靈（soul）是智性的唯一來源，它本身有光，所以會放光明，心和感官能活動都因為有它。靈是主體，心是它的客體對象。根據《吠陀》所載，最初始的「瑞悉」（ṛṣi，意思是「見者」）是靈，能以心洞視一切。我執，一己的自我，根本是無覺的，它會放光不是因為本身有光，而是反射出最內在本我所照射出來的覺性之光，就像是月亮自身沒有光明，它所放的光是反射自太陽的光明。

粗身是由固體、液體和氣體物質所構成，心或細身則是許多細微的振盪所組成。每個人的粗身都不相同，細身也同樣是因人而異。每個人都有自己內在的心理世界，任何兩個心之間都有著巨大的不同，因為心既可以單一細微如一粒原子（aṇu），同時又可以「遍布一切」。宇宙心之美，就在它斑駁繽紛的本質。

梵文中有個字：tejas，意思是「心光」，是心散布出來的光輝。瑜伽士高度開發的心是帶著光環的，對於願意受它影響的人能帶來益處。那就是為什麼兩個相愛的人之間，瑜伽士和弟子之間，能心靈相通的緣故。那就是為什麼堅強的心能影響軟弱的心的緣故。有些人能比別人開發出較為敏感且更有條理的念力，而一個能淨化自心的人，能成為這股力的中心。那就是為什麼軟弱的心往往不知不覺地被淨化了的心所吸引，因為那樣的心散發出的強大力量，能令人感到平和，得到力量，覺得喜樂。所以，修行人僅僅待在大師身邊，就會得到更多的益處。縱然上師不言不語，只要他現身，學生也會感到凜然，得到新的啟發。對於心力還沒有開發的人，就必須歸順於有德、淨化了的心，如果不能歸順而放下自己，那麼他高階的心就需要更長的時間才能影響到自己低階的心。有機會親近如此的上師，是有福報之人。

心是一個念頭和習慣的集合體。心有個習慣，它不停地將外界刺激所產生的感受收藏起來，它將自己和外界種種不同的接觸收集起來，成了一個巨大的欲望之堆。心從不停變動的來源收集印象，所以它成了一個新的、舊的欲望之倉庫。這不會干擾到它心念的運作，因為每當有新的欲望進駐到心中，某些舊的欲望就會離去，能維持心中念頭、感受、欲望的和諧。心每一分鐘都變個不停，但是信仰、看法、分辨力要用上好幾年才會改變，這是因為心從經驗中學習進化的過程很緩慢。

心跟誰學習？心跟自己的經驗學習。一個人要藉著新的經驗和知識之幫助，來改正自己的觀點。他也運用這個方法來建立自己的良知，因為良知是自己所深信不疑，是經由直覺或推理而得來的結論。瑜伽士的良知與普通人的良知是完全不同的，瑜伽士的良知像是一面明鏡，反映出他自己內在的光明。

感受、思想、作意，這是心的三重功能，所以心有三個狀態：主動、被動、中立。它無法忍受單調而無變化。聯想、連續、相對，是心的三個主要定律。廣義言之，心有三個面向：有意識（客觀）心、無意識（主觀）心、超意識心。

心、智性、知性，是在細身中，但是它們要透過生理上的腦來作用。讓我再一次用那個國王和王國的例子，來澄清這一句話。雖然國王對於他的王國有至高無上的權力，在國內各個地方都有王宮，但是最華麗的王宮所在地是首都。心也是如此。雖然心能去到身體的任何地方，然而根據瑜伽士的經驗，心在清醒、做夢、深眠中，有三個不同的所在。在清醒時，心的所在是眉心輪，這是它最華麗的王宮所在。你有沒有注意到當你陷入深思的時候會做什麼。你會把一隻手指放在下巴，頭轉向右邊，凝視你雙眉之間的空間，然後開始思考手邊要處理的問題。這就顯示了在清醒的時候，心是待在眉心輪。[5]

心的源頭是阿特曼。阿特曼是純覺性，是它的光明照亮了心。就像火中燒紅的鐵棒，鐵棒的熱度和光度都是借來的。心也是如此，它只是工具，本身是無覺的，心因為從它的源頭阿特曼借來了光明，所以才顯現出似乎是有覺知的。

心一次只能做一件事，因為它是有限的。在梵文，心有時候又被叫做paricchinna，意思是「有限」。心永遠起伏不定，充滿了衝動、習氣、情緒。感受和思想是以心為工具，才能冒出來，但心一定是被另一位所控制。例如，能控制自心的人，就會知道思想者和思想是不同的。在沉睡時，心的作用靜了下來，所以心不是生命和光的源頭。不要把「心」認作是那個純淨的本我，它可是布滿了污垢。它在憤怒時會激動，害怕時會顫抖，驚恐時會收縮。因此，心不是阿特曼。人的靈魂也不是心的主導者，因為一般人都控制不了他們的心。控制心的是另一位，在梵文叫做manaspati，意思是「心的主宰」，如果能深深潛入自己的思想心湖中，就會發現有一位正在默默地旁觀這座湖，以及湖中的波浪。但是只要心中的漣漪靜不下來，就見不到阿特曼，見不到那位內在的真正本我。

我們通常對「知識」的定義是不對的，因為它有四個不同的來源：本能、推理、直覺、超直覺。動物不能意識到自己，因為牠們只有生理的意識。牠所有的行為都是被本能所控制。不過，從另一個方面來講，牠們出於本能而來的作為，往往勝過人類的本能行為。例如，若你仔細觀察鳥類所構築的鳥巢之美，就會為牠們的本能而驚歎不已。

下一個是推理。推理比本能高，而且只有人類才具有。它是由經過強化的分辨功能開發而來。推理越是銳利，智力就越具有洞察力。經過淨化訓練培養出來的智力，就能去到更高的境地，在如此的智力中會有靈光閃現。在收集了事實，做過了由因到果以及由假設到證明的推理過程，智力能做出判斷，安全地帶領我們抵達直覺的大門。

直覺是一種靈性的經驗。超感官的直覺知識是由「細身」的作用得來。直覺的知識勝過由智力得來的知識，因為直覺不需要經過推理。在梵文，它叫做 divya-dṛṣṭi，意思是「天界視野」，因為那些生自內在世界的靈性的靈感、洞見、啟示，是來自於直覺而非智力。在直覺之上是證悟本我，這就連細身都超過了，是對真實最高的知識。

我們的身體是一個工具，心要用到身體的五個感官，來經驗到外界的事物對象。所有的感官都是獲取經驗和知識的工具，心根據從這些感官收集到的資訊，來操縱肢體的動作。花園要有園丁才能存在，身體若是沒有了心念的活動，也無法存在，而心念活動就是心在高速地作用。身體是心投射出來的，心就是身體的精微形狀；心所思議的身體就成為了身體，然後身體又成為了心的煩惱。

我們外在的世界將要發生什麼事情之前，會先發生在內在的世界中。在做出任何行為之前，這行為已經在內心的工廠中先做了。心中起的任何一個念頭，都會成為身體中每一個細胞所接收到的一個脈衝。只要我們的心轉向任何一個念頭，並且在這念頭上思慮的時間夠長的話，就會形成一個特殊的振盪，這個振盪會不停地重複，直到它最終成為一種習慣，這是因為身體會跟著心、模仿心。

心是身體所對應的精微形狀，身體是心所展露的粗大形狀，所以只要心變得緊張，身體也會跟著緊張，而只要心放鬆了，身體自然也會放鬆。心的狀態會反應在臉上，很容易注意到。正如同胃的健康指數反應在舌頭上，臉反應的是心的指數。有的人愚蠢地以為可以隱瞞自己的念頭，但是念頭、情緒、感受都很容易由臉上的表情看出來。

心和身體之間的關係是相互的，兩者的連接非常緊密。心會影響身，身轉回來又影響心。純淨、健康的心態會帶來健康的身體，人生所有疾病大多是心所引起的。無論我們心中存著什麼樣的念頭，都會在身體中產生某種反應。例如，暴怒會嚴重損傷腦細胞，會在血液中注進化學毒素，給神經系統造成衝擊，從而胃液、膽汁及其他消化道的分泌都受到抑制，消耗人的能量和活力，結果是招致加速老化乃至死亡。但是，身體的苦痛比起心理的疾病，其實還是次要的。

另一方面，如果能控制那些不想要、不可取的念頭，所有的疾病都會消失。因此，修行人應該要嚴格看住那些進來的和出去的念頭、情緒、感受，要依它們會帶來的反應和後果，決定是該放行還是回拒。這個不難做到，前提是要能夠依照夜摩和尼夜摩來培養自己正確的心態。心態正了，姿勢穩定了，呼吸深沉而均勻了，感官從外界分心的事物上收回來了，那麼心向外的活動就受到節制，它會開始向內走。注意力有意識地放在覺知心的活動情形，以及有意識地控制心的活動，就會進入到專注的境地。心現在能專注於一點，處於集中的狀態，它原本是渙散的，現在能穿透意識和無意識層面，進入遼闊的超意識。修行人到此才算是進入冥想境地。

譯註

[1] 依數論以及瑜伽哲學，「大」是由非顯的「原物」顯現出來的第一個衍生物，不是由「梵」顯現而來。而原書此句話卻說「大」是由「梵」所顯生，頗令人費解。此外，「梵」似乎不是數論和瑜伽哲學用語。按，本書應該是由斯瓦米拉瑪授課之筆記整理而來，此處是否有筆誤，或是有所脫落，就不得而知。

[2] 這個說法似乎與傳統的數論哲學的講法有所出入，不知是否紀錄有誤。

[3] 數論哲學的分類法是將一切分為二十四類「真實」（tattva），《金七十論》將 tattva 譯為「諦」。本書中有時候稱之為 substance（因此譯為「質素」），有時候稱之為 element（因此譯為「元素」）。

[4] 此處「廣義的心」，指的是前面提到的包括了四個功能的「內具」。

[5] 做夢時，心的所在地是喉輪；深眠時，心的所在地是心輪。

Chapter 7
什麼是冥想？

DHYĀNA

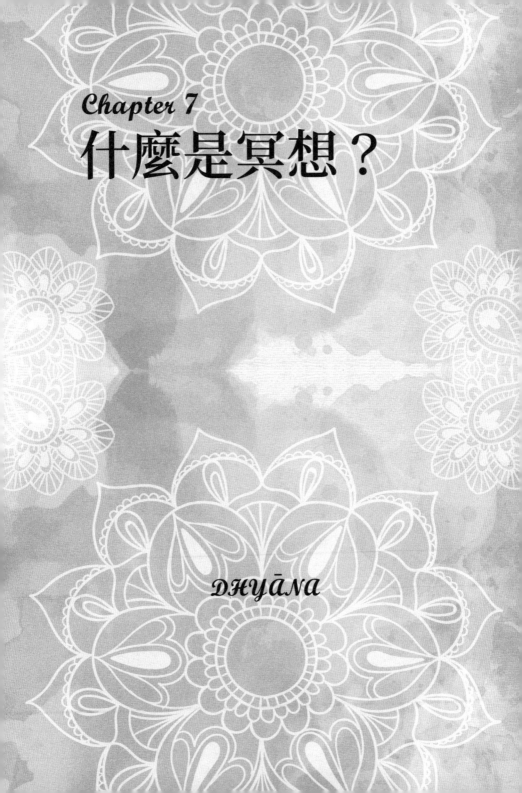

西方世界對於冥想的認識還不夠真確和全面。有些人認為它是專注，有的人認為它是一種無聲的祈禱。例如，《大英百科全書》將「冥想」（meditation）解釋為「專注」（concentration），然而就沒有進一步解釋什麼是專注。現代的字典對於冥想的定義不外乎：(1)持久的反思；某一個對象不斷地在心中反覆；仔細或持續地思索；(2)一種個人的禮拜行為，是在深切反思某種心靈的真理或神祕，伴隨著內心的默禱以及發願；(3)一種個人進行的宗教或禮拜的行為，持續地將心念放在思慮某種宗教或道德的真理，或是類似的對象上，目的是要提升自己的神性或是對神的愛。

這些定義沒有一個能正確地解釋「冥想」這個字。數論哲學給它下了一個非常妥當的定義：dhyānam nirviṣayam manaḥ，可以翻譯成：「冥想（禪那）是將心從一切干擾和散亂的情緒、念頭、欲望中，解脫出來。」

我們典型的心，是不安定、混亂的。我們的注意力不停地從一個念頭換到另一個念頭。一天下來，我們可能經歷到許多不快的情緒，像是焦躁、憂鬱、失望、忿怒、挫折，我們被自己的許多欲望拉到這裡、那裡。我們很容易分心，很難找到一個能不為所動的中心點，幾乎沒有機會休息和修復。

很少人真正明白，冥想其實是一種習練方式，從一開始就是為了幫助我們找到定和靜，讓我們從心中那些停不下來的欲望、擾攘不已的思緒，以及因而生起的情緒反應得到解脫。當我們的冥想進步了，會發現那些干擾逐漸被一種不斷增長的平靜和喜樂感所取代。我們的心態和情緒狀態得到了淨化，會感到一股內在的清新和喜悅感。

經由冥想，我們的認知、情緒、意念變得合一，潛在的力量被喚醒。惟有在我們的心經過這樣的整合以後，才能培養出有魄力的人格特質。人類歷史上所有輝煌的事蹟，都是由能集中意志力的人來完成的。另一方面，西方的心理學者、精神病專家、生理學者，也開始認識到，種種彼此矛盾的衝動和情緒是人類的自心所造，許多疾病的源頭起自於心的無意識層面。他們還沒有發現到的是，心內的這些矛盾可以透過冥想得到解決。

冥想是由專注開始，因為專注讓心變得穩定、專一。當專注成為對同一個對象的一股持續不斷的心念之流，就成了冥想。然後，心才能擴展到更高的超意識狀態。所以，冥想是一個過程，心首先要變得專一，然後擴展到開悟境地。它需要用到的是一種微妙又絕對是有意識的工夫。

冥想的學問是古代印度在奧義書時期有系統地開發出來，其後由大智者帕坦迦利加以闡述，然後冥想的法門傳播至各地。例如，來自印度的僧人於第三或第四世紀時在埃及，於西元五二五年在中國，創立了冥想的宗派。後來再輾轉傳入日本。其實，「禪」這個字是梵文 dhyāna（禪那）的音譯，它的意思就是 meditation（冥想）。在基督教裡，聖安東尼（Saint Anthony）創立了一個冥想的派別。偉大的聖者，例如聖方濟各等人，都懂得冥想的方法。但是由於擔心公開從事冥想會受到宗教迫害，所以冥想之藝向來只深藏在少數智慧的聖者心中。

千百年來，冥想已經形成了一個高度發展、有系統的學問，能夠藉此擴充意識。瑜伽不鼓勵盲目信仰。瑜伽是在將修練的方法，以及如此修練後能夠達到的效果，同時提出來，修行人應該要親身驗證其真實性之後才可以信服。因為用這樣實證的方式，修行人只有經由第一手所經驗到的境界，才能證明這個境界的存在。不可能有別的證明方式，也不需要有別的證明方式。

帕坦迦利在《瑜伽經》裡提到，瑜伽士透過專注和冥想，可能會得到某些「特殊能力」，例如長時間持續專注於喉嚨之內中空的位置，瑜伽士就能克服飢渴。像這樣的主張，只有自己如法專注來驗證。

所以，瑜伽是一段發現之旅，讓修行人在旅途中發掘內在的自己，而所依靠的指引，則是來自曾經走在同一條路上，後來抵達最終目的地的那些已經開悟的瑜伽士。這些指引，有的是概要，有的是細述，都已經寫在《瑜伽經》以及其他古代的實修指引中。不過，如果我們走的是某一條特定的修行路徑，每個人都需要尋求上師的助力，上師是靈性的老師和嚮導，他已經實證到這些真理，握有打開終極真理的鑰匙。

冥想的方法

我們現在來看冥想的方法。初學者在能去到冥想的境地之前，應該要先修習六個前行步驟，爾後在每次冥想時都要先過一下這些步驟，如此才能到達冥想境地。

一、正心態

第一步是要建立正確的心態基調。將夜摩、尼夜摩時刻放在心頭，這是能讓我們有豁達的世間生活，以及擴充自己意識的十項原則，它們可以幫助初學者安心，調和自己的內在境地。例如，在憤怒時，要提醒自己奉行非暴的原則。心中時時禮敬上師，禮敬源遠流長的一系列智者，因為有他們，自己才能得到如此的教誨，這也有助於建立適於冥想的心態基調。

二、放鬆

在上座之前，如果能在攤屍式中做放鬆法，會很有幫助。這是第二步。要達到放鬆可以有三個層次：放鬆神經系統、放鬆體內的器官、放鬆心念。放鬆法從初階到高階，目標都是要回攝心念進入細微身。配合深沉的呼吸，有系統地由頭頂一路放鬆到腳趾梢，再一路回到頭頂。

放鬆和專注是相互牽動的，緊張的人是無法專注的，因為緊張就表示身心有所不安或干擾。而系統性的放鬆法，將注意力依次集中於身體上的某些點，一次一個，則能夠帶領心進入專注。這個放鬆法能完全放鬆每一條肌肉、每一個關節，對於高血壓、壓力造成的頭痛等問題都有幫助。生理的放鬆能導致心理的放鬆。在放鬆的狀態，腦波中呈現最多的是阿爾法波（α波）。做到更高階的放鬆法時，腦波中主導的是西塔波（θ波），這是一種高度集中和創造力的狀態。

三、坐姿

在放鬆身體、神經和心念之後，就可以進行第三步，上座。冥想的坐姿應該要穩定而舒適，而且要確保頭、頸、身軀直立成一條直線。身體應該要絕對靜止，才能讓「作根」（karmendriya）[1]受到控制。假以時日，修行人會發現，僅僅以冥想的坐姿靜靜坐著不動，就能帶來安樂的感覺。

四、調息

第四步是在冥想的坐姿中做調息法，這是要控制呼吸和氣的能量，從而淨化身體和神經系統。例如，額光調息法和風箱調息法能清空肺中積存的不新鮮空氣，增加身體的供氧量，讓頭腦清醒，不會睏倦，工夫到了還能打通鼻腔和呼吸的通道，呼吸因而變得更為深沉和均勻。「淨脈法」（交替呼吸法）能增強神經系統，淨化脈絡，讓心地清明，左邊和右邊的呼吸能均等，整個呼吸變得更深沉、更輕柔。做這些調息法，最後能導致感官回攝以及專注的境地。

五、內攝

第五個步驟是「內攝」（pratyāhāra），控制「知根」（jñānendriya）[2]，也就是控制感官。在這個步驟，修行人先去覺知緊貼著自己身體周圍的空間，將覺知從所有其他的時間、空間收回來，完全去體會當下。他要試著進入此時、此地，然後做出「決意」（saṅkalpa），在心中默認：「我不是身體，我不是感官，它們是我的工具。我不是心念，心念是個更細微的工具。我是本我阿特曼（ātman），那個無限。」每當心念想要往外面遊蕩時，修行人應該輕輕將它往內拉回來。

六、專注

這就到了最後一步。此處修行人要試著將自己的心念定於一點，這需要運用注意力和專心為之。他現在能夠保持對呼吸的覺知，並且將咒語和呼吸配合同步進行[3]，例如使用「搜——瀚——」（so—ham—，意思是「我是那個」），吸氣的時候同步在心中默唸「搜」，呼氣時默唸「瀚」。把心念專注於呼吸上，由鼻孔開始，向內沿著鼻樑的氣脈通道，抵達眉心和脊椎。

專注能讓心定於一，持續專注下去就能更進一步，穿透意識和無意識層面，將心擴展到超意識的層面。不過，不是所有的冥想法門都能帶你去到超意識境地。只有上師在衡量過弟子的能耐及其當時需要什麼之後，所交代的方法才能帶弟子進入超意識境地。所以修行人需要有上師的指引和加持。

上師和咒語

上師指引的第一階段是咒語啟引。受啟引者可能會被告知需要在持咒的同時專注於某種特殊的音聲、光，或是某個脈輪。啟引進入脈輪，能喚醒那個脈輪中的靈性能量，打通脈絡中淤塞的細微能量。修行人光靠自己是做不到這個地步的，只有經過上師啟引的力量才有可能。上師是傳導能量的管道，他所傳導的是接自於那一股幾千年來流經所有上師的源源不絕之能量。此後還有層層更高階段的啟引，一個接著一個，直到修行人完全實證到他本有的神性為止，這當然需要有上師的加持。

dhyāna 和 **nididhyāsana** 這兩個梵文字，通常都被翻譯為「冥想」。其實兩者是有區別的。後者更貼切的翻譯應該是「深沉反思、沉思」，是吠檀多寺院傳承中的用語。吠檀多是印度七個主要哲學派別之一。這是一個修行的法門[4]，是由資深的僧人給剛進門的僧人指定一個特殊的真理去反思參究。這個真理通常是一段很簡短的語句，例如「汝即彼」、「吾即梵」。修行人要不斷地參究反思這個真理，先是從語言分析、分辨尋思下手，直到最後超越了智性。如此，他整個思想念頭的能量都被吸收入自己的內在，那麼修行人對於他所反思的真理，就開始有來自內在的直覺體驗。

至於「冥想」（dhyāna），則是另一個不同的過程，是有意識地、主動地將意識層面中的心念活動靜止下來。透過感官回攝以及專注，心能做到定於一，接下來專注就流進了冥想，有如一道連續不斷的油，從一個容器流入另一個容器。待這個持續不斷的注意力之流，帶領人進入無時間性的永恆境地，接著那個人就能獲得直覺知識。

不過，要從定於一的意識心，擴充到超意識境地，這個轉化只有依靠上師的慈恩加持才有可能。沒有慈恩加持，修行人縱然能將意識心靜止下來，也只能覺知到混濁的深層無意識層面，此處是儲存了各種各樣的心念印記的迷宮，修行人容易完全迷失於其中，無法跳出無意識層面去到超意識境地。有些搞神祕信仰的基本原理，就是去經驗無意識層面的黑暗陰影，這個境地其實是從意識層面下落到無意識層面，而不是由意識層面上升到純淨的超意識境地。

我們來看一下，上師帶領人體驗到超意識境地的幾個方法。但是請注意，雖然書中對這些方法有詳盡的描述，但除非是經由適任的老師所指定，否則修行人單靠書本是不會有多大成就的。帕坦迦利的《瑜伽經》裡列出了許多冥想的方法，修行人必須根據自己的程度和能耐為之。其中一個方法是「咒語瑜伽」。「咒語」（mantra）的意思是「解脫所有愁苦者」。它是上師在啟引弟子進入瑜伽傳承時祕密授予的，可能是一個字或多個字，是由上師為弟子所挑選，專為幫助修行人導入最終真理之用。它被視為是神聖的。並不是所有的字都可以成為咒語。咒語也不是上師所造出來的，而是遠古偉大的瑜伽士處於超意識的境地時所領悟到的，然後經由傳承交給上師。咒語的學問非常特殊，只有極少人知道或明白它的真義。弟子在經過啟引之後，要用一輩子來複誦它、冥思它，終有一日它會帶他進入三摩地。

「持咒」（japa）是持續重複咒語，要讓它成為修行人生命的一部分。由單純重複咒語開始，弟子自發地進入冥思咒語的意義，然後實證它所包含的真理。咒語對於無意識層面也會發揮作用，能控制心情，對治和克服不可取的情緒狀態，例如憤怒、貪婪、欲望、慵懶等。此外，它還會淨化修行人的心念，讓他能更專注，所以其後可以進化到超意識。世界上所有的宗教都會持咒，有些是把它當作一種祈禱的型態。

經書中說，當弟子準備好了，上師就會到來。不過，他不一定是以具有血肉之軀的人形出現。印度的經書中有很多例子，偉大的聖者會在修行人的睡夢中出現並為他啟引，而在夢中領到的咒語，被認為和在清醒時由上師給予的咒語，是同樣神聖的。專注於這樣的夢境經驗，也是一種冥想的方法，但是修行人應該要小心，不要認為所有夢境的源頭都是神聖的。

真正能啟迪人心的夢境經驗，能帶來喜悅的啟示感受，和其他的夢境很容易區別。

以「本我」為對象之冥想法

冥想最終極的目標是經驗「本我」，那純淨的覺性。經驗自己最深處的「本我」，是一種超越的知識和喜樂之境地，那是一個超越了時間、空間、因果的境地，有三摩地、涅槃、宇宙覺性等不同的稱呼法。當心地能完全保持集中狀態持續一段時間，當它不受任何其他念頭或是外物所干擾，我們就能覺知到自己的本質——阿特曼。我們平常的覺知不夠精純到能覺知「本我」，因為心被更粗糙的感覺和念頭所占據。但是，修練專注和冥想，可以逐漸讓我們的覺知力變得銳利，進而覺察到隱藏在內裡真正「本我」的運作情形。

阿特曼被三個身層所覆蓋。最外一層是肉身層，由粗重物質所構成。它下面是細微身層，是由與粗重物質對應的細微物質所構成。最裡面一層是因身，是由我們所造的業依照業力法則所形成的。在平常意識清醒的時候，修行人和阿特曼之間被這三個身層所阻隔，但是在夢境狀態，肉身層被移除了，而到了無夢的深眠狀態，就只剩下因身包裹著阿特曼。因此，我們在深眠狀態時最接近阿特曼，但是，因為這個因身難以穿透的緣故，一旦醒來，所有的記憶和經驗都會失去。有一種冥想的方法是試著將無夢的深眠經驗帶進清醒的意識狀態中，作法是回憶自己在經過一輪無夢的深眠之後，所經驗到的那種平和的感覺，要讓心念總是定在那個境地，使那個感覺變得更為強烈。

《奧義書》說，阿特曼住在我們心中的蓮花之內。這裡的心，指的不是血肉之心，而是「心脈輪」。《卡塔奧義書》（*Kathopanisad*，又譯卡陀奧義書）描述阿特曼位於心中的神殿之內，呈現出如拇指大小的光明火苗，無煙而純淨。瑜伽士在深沉的冥想狀態中體驗到心中的蓮花，浸浴在那內在光明中，感受神聖的喜樂。在比較高階的冥想法中，有一種是先透過專注使得心念穩固之後，再冥想心中的蓮花。然後，修行人的心念由感官對象回攝，進入阿特曼的神殿，在其中冥想，就能超脫身體而得到高深的智慧。

修行人剛開始練習專注的時候，會被各種各樣的雜念不斷干擾。很多初學者往往為之氣餒，以為自己在開始練習之前反而比較平靜。這種感覺是經驗到了原本已經存在的干擾，只不過以前沒有覺知到它們。這就像是第一次見到被掃到地毯之下的灰塵。這是一個過渡的階段。只要修行人肯堅持，就能跨得過去，做到心定於一。

在做專注的時候，修行人一開始只注意到所專注對象的表相。然後，當專注變成了冥想時，他就能知曉所專注對象內在最深沉的實相。冥想最後成了三摩地，修行人與所專注的對象合而為一。

在初階的三摩地中，雖然他已經能做到完美的專注，但欲望和執著的種子仍然處於潛伏狀態。只有到了更高階的三摩地，這些種子不再存在了，才是完全由束縛中得到解脫。此後，心能開放，得到直覺的超越知識，那是超脫了所有感官覺知、所有智性理解的知識。

在冥想時，心中會經歷三個過程：沉思、布滿、同一。修行人在開始練習冥想時，要先記著這三個字所代表的形象意義。沉思阿特曼；讓阿特曼布滿內心；然後你變得和阿特曼一樣。你想什麼，就成為什麼。想著你是阿特曼，你就成為阿特曼。

放下一己的冥想法

瑜伽中有一種方法是不需要用到任何坐姿，也不需要用到任何專注或冥想的技巧。這就是放下一己，是一切瑜伽中最高的瑜伽。二十世紀印度的聖人室利奧羅賓多（Sri Aurobindo）及其弟子們，把放下一己稱為「整體瑜伽」（Integral Yoga），是神主奎師那在《薄伽梵歌》第十八章所宣揚的。根據這個法門，是要把身體、心念、自我意識完全交付給終極的真實，所以至尊「本我」的寂靜、純淨、真理、覺性、喜樂，才能降臨在日常生活當中。

寂靜和純淨的本質常常被人所誤解。我們講「寂靜」，不是墓地中的死寂，而是瀰漫於人生所有方面的寂靜。它將我們的心念、行為、言語熔接在一起，讓我們保持平衡與和諧。它能照亮我們的人生。它的源頭不在神殿、教堂、寺廟，不在於從事種種僵硬的儀軌和典禮，也不在於崇拜外在的神像。它住在人類內裡的靈魂中，是神性之愛的顯現。純淨，也常被誤解。「純淨」的意思是除了神的影響之外，不接受任何別的影響。外表的清洗只是在維持身體的潔淨，然而心的淨化才能讓人由智性去到直覺。

走放下一己之路的修行人，他的人生還有另外兩個特徵：信心、誠心。信心，是只接受來自內在最深覺性的導引，其他一概不予接受，不讓別的念頭變成為行動。誠心，是將自己的心念、行為、言語，提升到最高的意識層面，在那個層面沒有個人，沒有他人，沒有身體的意識。誠心是把人和那一個中心意志，那個我們之所以會說話、會聽、會想、會感覺的神性，予以結合、予以調和。

惟有能夠毫無保留地將一己交付給神的修行人，阿特曼才會為如此幸運之人現形。這樣的人，會持續地溢出寧靜、智慧和內在的喜樂。只是發願放下一己，是沒有幫助的。只是表現出某種心態，或只是有過幾次內在的特殊體驗，並不表示已經放下了一己。

完全的放下一己，需要徹底而全面地改變自己的人生。透過這樣的改造，我們所有的習氣和行為，都要暴露在神性的光明中，若沒有完全地放下一己，就不可能得到神性智慧。例如，一個沒有開悟之人的人生，他像個動物一般活在世上，所表達的只是自己的心念、行為、言語，只求滿足他自己的需求和欲望。另一方面，一個開悟之人是活在神性之中，然後將自己內在最深處的神性帶出來，他的心念、行為、言語都是在表達神性。這是一個神聖的過程，但是它除了要放下一己之外，別的什麼都不需要做。

如果沒有完全放下一己，修行人幾乎不可能走近他的目標，所以在這個修行的過程中，他要敞開自己，迎接來自神性力量的召喚，允許那個力量來支配他的感覺和行為。如果修行人沒有完全放下一己，就還沒有讓這個力量去支配他，而是在限制這個力量。神性的恩賜和喜樂永遠在當前，不過我們卻處於睡眠中，沒有準備好在我們日常的生活中去接收它。這就是我們會受到束縛，以及遭遇苦厄的根本原因。

在練習放下一己的開始階段，用誠心去做是必不可或缺的。「放下」不是一時興起或是一日之間就可以做到的。人的自我意識會抗拒放下。心有它自己的想法，不會輕易放手。沒有開悟之人，會活在一個自我意識掛帥的世間，自然會受到自我意識所左右。除非真有跳出自我意識泥沼的誠心，否則要放下一己是不可能的。例如在開始做這個練習的初期，就算有任何程度的放下一己，通常未必是真誠的，總還是藏有為己的私心在其中。但是，等到靈性的力量被喚醒了，就能真的放下。有少數人從一開始就帶著真誠而有力的意志來放下，的確有這樣的人。他們能時時安住於「本我」，一旦接受了要放下一己，從此不再有疑。能如此，他們的自我就不會再成為自己修行路上的障礙。

放下，是接納神的方法。放下的意義，是將一己的所有都奉獻出去，而不堅持自己的意見和欲望優先。放下，是空卻修行人的自我意識，然後用神性的真理填滿自己。但是，如果他讓自己的心作主，爭辯決定該做什麼，他就會危及自己和神性力量的聯繫。然後，低層的能量會開始自主行事，進而導致混亂。單純地將一己奉獻給神，不帶有任何自私動機，就能帶來立即的效果。此外，在這個過程中，修行人不需要捨棄世間，丟下自己的責任。他仍然生活在世間，不過他能活得像蓮花一般，雖然根在淤泥之中，長於水中，然而在空中和陽光中開花。

譯註

[1] 作根：行動感官，會造業的功能，一共有五個：口舌、手、足、大小排泄、生殖。

[2] 知根：感覺感官，接收外界的訊息，一共有五個：眼、耳、鼻、舌、身。

[3] 建議初學者在做的時候，使用單音節的咒字，或者將咒語分解為好幾個單音節來配合呼吸。

[4] **nididhyāsana** 是周遍尋思、最極沉思，這裡斯瓦米拉瑪介紹的是屬於「吠檀多」的沉思法，並且指出不是瑜伽的冥想法。

Chapter 8
三摩地

SAMĀDHI

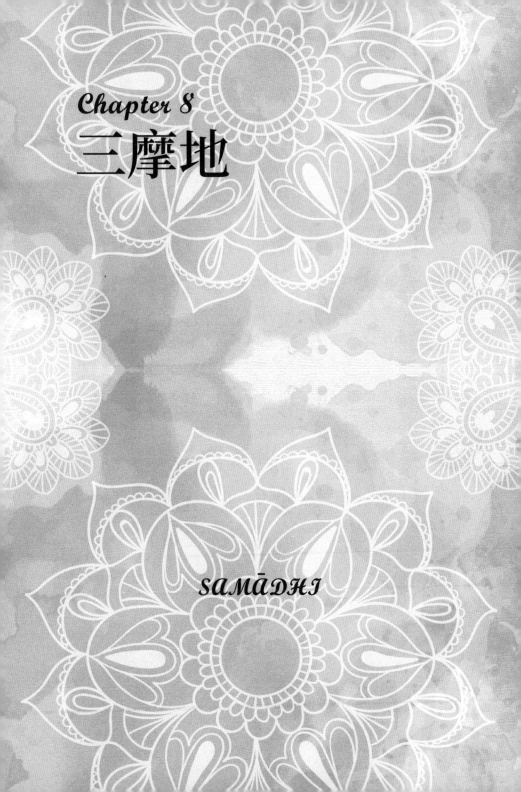

專注到心定於一，如此持續的專注就成為冥想，當冥想到達了將心擴充至超意識境地，在帕坦迦利的王道瑜伽中叫做「三摩地」。不過，帕坦迦利警告修行人，要練專注的話，必須要伴隨著無所戀著，就是無著。如果對世間還是有所戀著，那麼專注是練不成的，或者縱然練成了，由於他會將這種專注的力量用於自私的目的上，到頭來反而會給自己帶來極大的災殃。

如今人類的科技進步，戀著的危險更被放大了。人類經由研究世間萬物，能夠駕馭大自然的力量。但是，他對世間有所戀著，使得他會濫用這力量。原子能可以造福全人類，前提是人要培養對人類關懷的心態。結果，原子能反而成為人類生存的威脅，因為人對於自己的同類缺乏同情心態。原子能的威脅性不在於原子的性質，而是在於人的戀著。

無所戀著並不是說要離棄世間，雖然很多人錯誤地做如此的解釋。它的意思是要完善自己生活的藝術，活在此地此刻，善巧地履行自己的責任，享受人生而不依賴、不沉迷於世間萬物。能圓滿做到這個地步的人，就能既活在世間，又能解脫自在。修行人可以利用自然的力量以及世間萬物，做為他的工具，來進一步擴充自己的心識。任何人要證到三摩地，並不一定非得離棄世間不可。

那該如何培養無著的心態？修行人可以從實際行為做起。他可以去讀任何宗教中偉大聖人的事蹟，研究他們的人生，模仿他們的人生。他對這些楷模的愛，會使得他開始養成對人類的汎愛，因而能無所戀著。另一個培養無著的方法，是去發現「梵」（brahman）——那絕對的真實——是如何顯現在歷史中偉大的聖哲身上。能明白這些偉大的人物一一都是「梵」的體現，很快就會明白「梵」不只在他們之中，也在我們每個人之內，所以我們全都是「一」。

三摩地有兩個階段。在「有別三摩地」（savikapla samādhi）[1]，較低階段的三摩地，修行人仍然感覺到自己個人的存在。求道者已經見到了真理，但是那個「我」的感覺還在，與他所經驗到的真理是分開的。他要超越有別三摩地，到了「無別三摩地」（nirvikapla samādhi）[2]階段，求道者就成為了那個「一」，到此，個人的阿特曼就和「梵」結合。到這個階段，就超越了對楷模那種強烈的愛和渴慕，不再感覺到有相對的。

惟有能善於定在無別三摩地之人，才是一位開悟的瑜伽士，只有他才能真正地為修行人提供指導。如此的瑜伽士已經超越了時間、空間、因果的束縛，永遠處於自在，因為他能保持消融於「梵」中，又能隨時回到平常的意識狀態。他已經得了永恆的喜樂，不受任何外界環境所干擾。

人在深眠的時候，意識會從外在世界抽回來，這與最高階段的無別三摩地似乎有些相似，但是兩者有很大的分別。一個是處於無意識狀態，另一個則是處於最高的意識狀態。假如有兩個人去晉見國王。其中一人在國王面前睡著了，另一人是醒著的，能夠完全瞻仰到國王的尊容。醒著的那個人就像是在三摩地的喜樂境地中，睡著的那個人就一直處於無明的黑暗中。人在沉睡時是非常接近真實，卻對真實無所覺知。

瑜伽士即使在睡眠時，對於「梵」仍然是保持清醒的，然而，他在醒著的時候，對於世間的種種吸引卻好像是睡著了一般。瑜伽士和他的摯愛，神聖地結合在一起，主體和對象雙雙消融於大愛的海洋中。這種超意識境地的喜樂是難以形容的。只有親自體驗到了，才能明白那個永恆的喜樂。

「三摩呬多」（samāhitam）這個字，意思是「自己所有的問題都已經得到解答」，表達的就是在三摩地境地中的經驗。一切問題都得到了解答，不再有任何疑惑，心原本要靠言語來思考的，現在就可以越過言語。三摩地不屬於思想，乃至於不屬於情的範疇，所以它也被稱為「離情識」（bhāvātīta），意思是「超越了情識」。根據帕坦迦利的體系，三摩地被認為是瑜伽士所能去到的最高境地。

其他的體系不一定會用「三摩地」這個字。例如在佛教，有的宗派是用「涅槃」（nirvāṇa）這個字來形容最高的意識境地，那是在經過不斷地否定之後來到一個「空」的境地，稱為涅槃。在「吠檀多不二論」的哲學中，主張還有一個超越涅槃的境地。根據這個宗派，最高的境地叫做「親證」（sākṣātkāra），與帕坦迦利體系所稱的三摩地類同。根據王道瑜伽，當個體的覺識擴充成為遍在的覺性，也就是當「個體靈」（jīva）成為「本我」（puruṣa）時，才用到了「三摩地」這個字。這是一個超越了心念、行為、言語的境地，是瑜伽階梯上最後的第八階，是修行人的修行穩固不動搖，能持續長時間冥想而沒有中斷，同時又能秉持完全奉獻和虔敬的心態，細微的我執感覺消失，心中潛伏的各種心念受控。到這個地步，就成就了三摩地。

以下有一些實用的提示，對你練習冥想會有幫助：

- 無論你遵從什麼樣的靈性法門，只要有次第、有規律地去練，收穫一定很大。
- 懶惰、懶散是修行最大的敵人。人生短暫，時間飛逝，障礙卻極多。要用虔誠精進還有祈禱來克服。只要修行人能誠，自然會得天助。
- 如果你想要盡快實證真實，就像你早上、中午、下午、晚上都會吃東西一樣，你每天也要冥想四次。只要你冥想，就會培養出神聖的美德，就會在心中造出一條靈性的道路。如果你不能有規律地練，變得懶散，不潔的念頭就會像洪水一般沖走靈性的道路。有規律地定時冥想，至為重要。
- 冥想會帶領你去到直覺知識的門口，而直覺知識才是真實的知識，它是個神祕的梯子，能把修行人由地上帶到天上。真理是阿特曼，但是不冥想就不可能證悟真理。修行的道路有很多條，但是你只應該跟從一條，練一種法門。所有不同的道途最終都通往阿特曼王國的門口。不要譴責任何他人的法門或宗教，所有偉大宗教的基本道理都是相同的，你只管遵行你自己的。不要老是改變自己的法門。

每當心覺知到什麼對象，就會變成那個對象的形象。當修行人能持續冥想自己內在的阿特曼，他就到了三摩地的境地。在這個喜樂之境，不會見到或聽到任何東西，也沒有身體的感覺，只有唯一的一個意識，就是意識無所不在的阿特曼。這個超意識的經驗叫做「第四境地」（turīya）。前三個境地是清醒境、夢境、無夢的深眠境，是每個人都有的，而第四境則是潛伏在每個人之中。當瑜伽士定在第四境時，他經驗到在自己的心念、行為、言語之中活生生的真實。然後，他在一切時候、一切狀況中，都明瞭自己無異於「實、覺、喜」（sat, cit, ānanda）。修行人進入了這個超意識境地，才開始真正的靈性人生。它是一個神聖平和的境地。

三摩地可不是容易做到的，但是一旦做到了，就能經驗到超越心智的直覺知識。不具備這種知識的人，不會了解宗教的真義。在這個境地中，感官、心念、智性的作用都停止了，如同河流融於大海，個體的靈融於至尊的靈，一切侷限都消失。

初學者常常會對這種融合感到害怕，因為他們以為自己的個體性會消失或者被吞沒。實情是，那不是失去個體性，而是個體性的擴張。只要修行人的心還是在個體意識的有限範圍內運作，他可以冥想，但是永遠得不到三摩地。最深沉的冥想狀態能擴充個體意識，而當它擴展到極限時，那就叫做三摩地，是無眠之眠，無聲之聲，是最高境地的祥和，或者說寂靜。不論我們怎麼描述它，這是王道瑜伽士能抵達的最高境地，且同時保持對此成就的覺知。

修行人在這段神聖的旅途上，會面臨很多錯誤和失敗，其中最嚴重的就是懶惰。例如，修行人在短時間冥想之後，可能會覺得睏倦，難以繼續冥想下去。這是因為他還沒有養成習慣去採取穩定的坐姿，以及將心念集中於一個對象的緣故。

冥想的時候，修行人可能覺得他從座墊上懸浮而起，有的人甚至覺得自己飛在空中。不同的人會有不同的經驗，所有這些都是心的作用，所有這些都可能成為冥想路途中的障礙。對於智者，這些現象能鼓勵人繼續前進。有的人會聽見音聲旋律。有的人會見到光。有的人得到心靈的喜樂感，有的人既見到光又得到喜樂感。這些是暫時的現象，有的人會受到感召而繼續前進。另一方面，也有人完全不會見到或是經驗到這些景象。這都無關緊要。所有這些經驗都是幻覺、妄想、不實的景象，對於冥想的進步並非必要。

初學者在剛開始的時候，應該要避免世間的人造光明，要待在黑暗中，以便能見到自己內在的光明。內在世界常常會生起一些影像，不過它們來了又去了，不會在心中留下任何永久的印象。這些是由以前所見過、聽過或幻想過的東西所生出來的幻覺。而越是多做冥想，就越能培養直覺能力。這個直覺會變成真正的指導者。

三摩地的境地不是可以經常經驗到，不過《奧義書》中講過幾個能夠得三摩地的途徑：否定之途、無私行為之途、奉獻之途。不過，狂喜情緒並非三摩地。激昂是有益的，但是失控的情緒則是危險的。換言之，來自上師的激昂絕對是有益的，但是滿載情緒的狂喜就不能稱之為三摩地。

有一個譬喻可以讓你了解三摩地。有四個修行人來到一座山的山腳處，他們開始各自尋找不同的路徑，用不同的方法登頂。他們描述自己在登上山頂之前一路上的經驗和景象，全都不同。然而，當他們登上峰頂之後，所看到的景象是相同的。他們會同意大家都來到同一個地方。這個經驗卻無法與還沒有完成攀登的修行人來分享。光只是言語的解釋，就如同是穀物的殼；只研究穀殼，得不到穀粒的營養成分。

「條條大路通羅馬」這個說法是對的，但是在證悟本我的種種法門中，只有王道瑜伽以及它的訓練方法，是既科學又能夠加以驗證的。王道瑜伽能引領學生抵達開悟的最終境地，不是只做智性的訓練，而是要訓練整個人，將他變得對自己以及對人類都更為有用。

有福者是，已經證得三摩地之人。

有福者是，精進求證三摩地之人。

譯註

[1] 有別三摩地：在《瑜伽經》的用語是 samprajñāta samādhi（有智三摩地）。

[2] 無別三摩地：在《瑜伽經》的用語是 asamprajñāta samādhi（非智三摩地）。

梵文詞彙索引

以下梵文詞彙索引以羅馬拼音字母順序排列。

Ādi Śaṅkara **阿地商羯羅**	字面意思是「首位商羯羅」，又被稱為「商羯羅阿闍黎」(Śaṅkarācārya)，是闡述「不二吠檀多」(advaita-vedanta)哲學最著名的人物。在他短短三十二年的人生中(西元788年至820年)走遍了全印度，組織了斯瓦米的僧團體系。那個時代，佛教原本廣為流傳，阿地商羯羅以他優越的辯才，讓傳統的印度教和哲學體系重新成為主流。他寫的《梵經》(*Brahma Sūtras*)釋論，被認為是不二哲學的基礎經典，他也為主要的《奧義書》和《薄伽梵歌》寫過釋論，並且做過許多頌禱文。他在印度次大陸的東西南北方各建立了一所寺院，是各地區的宗教和哲學的中心，各個寺院每一任的座主都稱為「商羯羅阿闍黎」，一直延續至今。

advaita 不二	這是吠檀多哲學的一個派別，主張個體的自我（ātman），與那無相、宇宙絕對的真實（Brahman），以及平常所經驗到的非真實的世界，是絕對相同不異的。商羯羅為《梵經》以及主要的《奧義書》所寫的釋論中，都在闡述這個道理。
agni 火、火大	「火」是《吠陀》中的一位神明，是諸天神的傳達，並且接受供養。供養經過轉化的作用，才適於天神進用。在這個意義上，火是內在生命能量的象徵，具有轉化和改造的功能。
ahaṁkāra 我執、我慢	字面意義是「造我者」，是心的一個作用。根據數論和瑜伽哲學，「本我」（puruṣa）因為「我執」，而將物質以及其他心念的產物，誤認為是自己。
ahiṁsā 非暴	字面意義是「勿殺，勿傷」。是王道瑜伽的八個肢法（步驟）中，第一個肢法「夜摩」戒律的第一條。戒律的目的是要抑制有礙於靈性成長的行為。「非暴」要實踐於自己的心念、言語、行為上。它能導致我們培養出普及一切生靈的愛心。

ajñā cakra **眉心輪、** **少智脈輪**	又叫做「控制中心」。它是意識的中心，所對應的是生理上的鼻睫狀神經叢，位於雙眉之間。它叫做控制中心，是因為這裡是心在清醒時候的所在地，當它被開發了之後，所有在它之下的中心都會受它控制。它主掌心的能量本質。它的能量是用種子音節「OM」（嗡）來喚醒。當昆達里尼能量沿著中脈上升到這個中心，就能實證「帶種三摩地」。
ākāśa 空、空大	蘊藏在空間中的動態能量。也有天空、虛空、內在空間、心穴的意思。
anāhata-cakra **心輪、無擊脈輪**	這個中心所對應的是生理上的心神經叢，位於胸部的正中，緊貼胸骨後面的空間處。它主掌風大能量之本質，在祭祀時是以燃香來象徵它，所控制的是知根中的觸覺感官，以及作根中的生殖作用。這個脈輪的符號象徵是如同「大衛星」一般的兩個上下交疊的三角形。它的顏色是煙灰色或綠色。喚醒它能量的種子音節是「yam」（揚）。它是感受和情緒的中心，在此持誦自己相應神明的咒語，或是在此觀想上師。它也是做「音聲振盪」（nāda）專注法的所在。據說「阿特曼」以拇指般大小的形態，住於這個「心穴」內。

ānanda 完美喜樂	是「梵」的三個定義（有、覺、喜）之一。
antar-kāraṇa 內具	從瑜伽心理學的觀點而言，所謂的「心」，叫做「內具」，內在的工具，是由四個部分、四個面向所構成：「意」，低層次的心；「布提」，智性和分辨的功能；「我執」，一己的自我意識；「心地」，心的底蘊。
aṇu 原子、微塵	印度哲學中，物質最微小、不可再細分的粒子。
apaḥ 水、水大	流動能量之本質。
apāna 下行氣	生命能量（氣）的五種作用之一，主管經由呼氣、腎臟、膀胱、結腸、直腸、生殖器的排泄作用。
aparigraha 非縱、勿繫屬	是「夜摩」戒律中的第五條，是在培養我們對自己所擁有的一切不要抓得那麼緊，要視它們為我們所用的工具，而不是成為我們的負擔。它也是要培養我們對有需要的人發起布施心。
ardha-matsyāsana 半側轉式	是哈達瑜伽的體式，側扭轉脊椎。

āsana **坐、坐姿、體式**	王道瑜伽的八肢瑜伽中第三肢，強調坐姿必須穩定而舒適。其後在哈達瑜伽的肢體運動中，成為任何體式的通稱。
aṣṭāṅga yoga **八肢瑜伽**	也就是經典的王道瑜伽，是帕坦迦利的《瑜伽經》中所介紹的八個步驟的瑜伽修練法。八個步驟分別是：夜摩、尼夜摩、體式、調息、內攝、專注、禪那、三摩地。
aṣṭa-prakṛti **八原物**	數論哲學中構成物質和心識宇宙的八個精質，或者說八個元素：它們是地、水、火、風、空、意（低層次的心）、布提（智性）、我執。
asteya **非盜、不偷竊**	是「夜摩」戒律中的第三條。除了不偷盜之外，還包括了不貪污侵占錢財，不接受不道德的禮物，目的是要消除修行人對他人財物的欲望。
asu **阿蘇**	《薄伽梵歌》中對「氣」（生命能量）的稱呼。
ātman **阿特曼、本我**	個人之「本我」，依吠檀多哲學，它與宇宙之「本我」（Self），那絕對的真實，也就是「梵」（brahman），是相同的。它與數論和瑜伽中那純淨的靈「本我」（puruṣa），也是相同的。那個純淨的靈被五層身套（又譯身層）所包圍：肉身（也叫食物身）、氣身、意身、智身、樂身。瑜伽士在冥想中，逐漸穿透這些身套，於最高的三摩地境地到達最裡面的本我阿特曼。

ātman-śakti 阿特曼夏克提	本我的勢能（請參閱「夏克提」）。
avidyā 無明	對自己以及世界真實的本質之無知。
bandha 束縛、鎖	由於無明而失去了靈性的自在，叫做束縛。這是瑜伽所追求目標——解脫——的反面。它也有鎖的意思，是某些瑜伽的體式和專注法。在修練調息法中做「鎖」，可以將能量流的脈絡連結起來，也可以用來控制生命能量氣的流動。
bhakti yoga 奉愛瑜伽	對自己所選擇的神明，培養出奉獻情懷的一種靈性之道。不安定的情緒會導致能量的渙散，奉愛瑜伽是將心念能量集中在所敬愛的神明上，因而能推動學生朝著一條明確的靈修方向前進。
bhastrikā 風箱調息法	是一種呼吸的功法，腹肌和橫膈膜如風箱一般鼓動，強勁地呼吸，呼和吸的長度相同。
bhāva 心態	強烈情緒的狀態。這個字也用來形容在奉愛瑜伽中所體驗到的情緒狂喜狀態。

bhujaṅgāsana 眼鏡蛇式	哈達瑜伽的一種體式名。
bīja 種子	種子咒音是遠古的聖人所接收的一個音聲，它本身無特殊意義，但是具有巨大的潛伏能量，如果經常重複持咒，種子就能長成知識的大樹。
bindu 點	標示著意識心的能耐限度，在高階的冥想境地時，要穿透這個點，才能將修行人帶至超意識境地的三摩地。這個功法叫做「明點穿透」。
brahmā 梵天	是印度一體三神中的第一位，特性是動性（能量）。因此，他是創造世界之主宰，是「眾生之主宰」（prajāpati）。
brahmacarya 梵行	夜摩戒律的第四條。意義是「行走於梵中」，另一個意義是要小心、有技巧地使用自己的感官，所以能控制好自己的能量而不會虛耗。因為性行為是最消耗能量的，這個名詞就常被人認為是專指禁慾。其實本意是要節制所有的感官，知根和作根都要受節制。

brahman 梵	宇宙最終極的真實，宇宙的本我。吠檀多哲學形容它是：純粹的「有」、「真理」、「真實」（sat）；純粹的「覺」（cit）；純粹的「喜」（ānanda）。它超越所有的性質和屬性，因此《奧義書》說，對它唯一正確的定義是：「非此，非彼」（neti, neti）。
brahma-randhra 梵穴	靈性的意識中心點，位於頭頂囟門。瑜伽士在身體不再能使用時，有意識地主動由這個地方離開身體。
buddhi 布提	心的分辨功能；直覺和智性。
cakra 輪、脈輪	和拉丁字 circus、英文字 circle 同源。脈輪是細微身的意識中心，在身體中所對應的位置，是沿著脊椎神經系統的各個神經叢。主要的脈輪有七個，代表了地、水、火、風、空五個質素，以及心識和本我的純意識。這些能量的質素，又對應了各自獨特的感官：鼻、舌、眼、身、耳，以及各自所感受的：香覺、味覺、色覺、觸覺、聲覺。每個脈輪都有一個代表的幾何圖形，稱為「楊特拉」（yantra），可以做為冥想的對象。各個脈輪都有一個「種子」（bīja）字音，是一種音頻振盪，是咒語學問所本。重複持誦這些字音，有助於喚醒所對應的脈輪能量。

cakrāsana 輪式	哈達瑜伽的一種體式名。
citta 心地、質多	心的無意識層面，感官收集來的印象都堆積於此，嗣後再浮現出來成為隨機的心念，形成一條連續的心念之流。根據《瑜伽經》作者帕坦迦利，「瑜伽就是心地和心念的止息。」
dhanurāsana 弓式	哈達瑜伽的一種體式名。
dhāraṇā 專注	心的自然傾向是不停地由一個對象跳到另一個對象。專注是一種過程，有意識地、放鬆地讓心集中於一點。這是《瑜伽經》中八肢瑜伽的第六個步驟。
dhyāna 禪那、冥想、靜坐	當心變得能從感官收攝回來，能夠專注，注意力持續集中於一點，成為一股穩定、自然之流。
divya-cakṣu 天眼	或稱第三眼，對應於眉心輪位置，完全開發後具有遙視能力。
divya-dṛṣṭi 天視	天界視野。
doṣa 毛病、故障	根據印度傳統醫學阿育吠陀的理論，風、熱、痰是身體的三類「毛病」根源，如果失調就會導致疾病。
guṇa 質性、德	「原物」的三個質性，包含了悅性（sattva）、動性（rajas）、惰性（tamas）。

guru 上師	在口傳的瑜伽傳承中，「上師」的梵文guru，第一個音節gu代表黑暗，第二個音節ru代表驅除者，因此，guru（上師）就是能驅除無明黑暗的靈性導師。他已經嘗試過所有的瑜伽法門，親自驗證過靈修道路上所有該經驗之事，所以能指引學生越過幻境，教導學生如何正確地導引自己的能量渠道。學生需要有一位外在上師的目的，是帶領學生找到自己內在的老師——內在真實的本我。
halāsana 犁式	哈達瑜伽的一種體式名。
haṭha yoga 哈達瑜伽	由王道瑜伽中第三步驟「體式」發展而來，成為調練身體的一套學問。它的目的是讓學生以體式和潔淨法，來準備更高階的瑜伽修練。王道瑜伽的前四個步驟，所謂的「外肢法」（夜摩、尼夜摩、體式、調息），也可以視為是哈達瑜伽。
hiraṇya-garbha 金胎藏、金卵	宇宙心，被認為是第一個、也是真正的瑜伽老師。

iḍā 左脈	流動在脊柱中的三條主要脈絡之一，控制左鼻孔的呼吸。它的本質是女性、陰性、月，代表心傾向於直覺、創造、被動、平靜、睡眠的一面。在「哈達」中，則是字音「達」（tha）。哈達瑜伽的目標，是讓右脈和左脈，分別是字音「哈」（ha）以及「達」，結合融入「中脈」，心念因而能傾向於靜止、喜悅、冥想。
īśvara-praṇidhāna 奉神	尼夜摩善律的第五條。意思是「將一切奉獻、託付給神」，除了奉獻的意思，也意味著放下一切，交付給自己的真實本我。在實踐時，一定要變成學習在別人身中見到自己的本我，培養將一己的自我歸屬於、交付給那個本我。
japa 持咒	心中重複持誦咒語，因而逐漸喚醒咒語音節中所帶有的能量振盪。
jñāna yoga 智瑜伽	以理性思維朝著開發直覺的方式，來培養自己的智慧，目標是「覺」（cit）——純淨的覺性。
kaivalya 獨存、獨寂	本我不再誤認原物為自己，安住於自性。這是數論和瑜伽的靈性修行最終目標，也是《瑜伽經》最後一篇的主題。

kaṇṭha 喉、頸	細微身的一部分，對應身體中喉頭的部位。
kapālabhāti 額光調息法	一種調息法的名稱，用腹肌和橫膈膜強力快速收縮呼氣，隨即放鬆讓吸氣自然發生。
karma yoga 業瑜伽	用於培養無私行為，不計個人得失的一種瑜伽修行法門。修行人因而逐漸減少在無意識層面中累積新的「心印」（心印是造成未來業行及輪迴的種子）。若能在繁忙的生活中慢慢加入冥想，行為會逐漸得到淨化。
kārya-brahman 所生梵	就是宇宙心、金胎藏。
kumbhaka 屏息、住氣	在進階調息法中所做的屏住呼吸功法。如果沒有具有經驗且適任的老師親自指導，修行人不應該修練屏息法。
kuṇḍalinī 昆達里尼	意思是「盤捲者」，是人的濃縮的基本生命能量。它在潛伏時期的象徵，是一條沉睡中的蛇，盤捲在脊柱底端最低的根底脈輪。瑜伽初步習練的目標，是喚醒這道能量，導引它循著中脈上升到達最高的千瓣蓮花脈輪。當這道能量往上行進，穿透了途中的每一個中心，它會變得如花朵般煥發，修行人的生命會逐漸轉化而圓滿。

kuṇḍalinī yoga **昆達里尼瑜伽**	一種修練的法門，會用到咒語、楊特拉（用幾何圖形表現出來的咒語）、印（特殊的身體姿勢和手結成的手印）以及呼吸法，來喚醒潛伏中的昆達里尼能量。
laya yoga **樂耶瑜伽、消融瑜伽**	一種冥想的修練系統，讓粗大元素一步步融入細微的元素。
mahat **大**	在數論哲學中，是原物在宇宙層面衍生出來的第一個「物」，相當於個人層面的布提。
manas **心、意**	活動的心，屬於低層次的心。這個字常被籠統地用做「內具」的同義字。
manaspati **心主**	心的主宰，心的控制者。
maṇipūra-cakra **臍輪、寶城脈輪**	位於肚臍部位，與太陽神經叢對應的意識中心，主管熱力能量的本質，以火為象徵。它主司知覺感官的眼以及大便排泄功能。它的能量是被種子字音「ram」（若昂）所喚醒，圖形象徵是頂角朝上的三角形，代表顏色是紅色。

mantra 咒語、真言、 曼陀羅	由音節或字語組成的音聲，具有某種特殊的能量振盪。學生由適任的老師啟引時，會領到一個自己專屬的咒語做為冥想的對象，練習久了，咒語能逐漸帶領學生一步步深入冥想。咒語濃縮了上師所要給予的教導。若能在冥想時及日常活動中，經常持咒不斷，那麼咒語中潛伏的心理以及靈性能量會釋放出來，咒語的力量以及教導的精髓都會逐漸為學生開展。
mantra yoga 咒語瑜伽	是一套特殊的法門，運用某種特殊被啟示的片語、字語、音節（以及在更高階的冥想境地是用細微音聲的振盪）做為冥想的對象，以喚醒學生的靈性潛能。最重要的技巧是「持咒」（japa），心中默默持誦咒語。
matsyāsana 魚式	哈達瑜伽的一種體式名。
mayūrāsana 孔雀式	哈達瑜伽的一種體式名。

merudaṇḍa **彌盧之柱**	意思是「彌盧山之軸」、「彌盧之柱」。神祕的彌盧山被認為是地球的軸心。彌盧之柱在身體內的對應是脊柱，細微的中脈是沿著彌盧之柱上升。昆達里尼之能量，是順著這個軸心上升到最高的中心，被比喻為是意識力在登上山頂。
mūlādhāra cakra **根底脈輪、 海底輪**	對應於身體的薦骨或是骨盆神經叢，生命的基本能量昆達里尼處於不活動的狀態，有如一條睡眠中的蛇，盤捲居停於此處。瑜伽的修練是要喚醒那個能量，提升以及淨化它，直到它逐漸上升至最高的意識中心，獲得證悟自我。這個中心主掌「地大」的能量本質，知覺感官的嗅覺，以及行走的功能。它的圖形象徵是正方形，代表顏色是黃色。它的能量是被種子字音「lam」（浪）所喚醒。在祭祀儀禮中，是以獻上水果或芳香來象徵這個中心。
nāḍī **脈**	細微身中非實體的生命能量「氣」的運行通道，與生理身體中的神經系統約略對應。瑜伽文獻中，主張這種脈的數目，從七萬二千條到三十五萬條都有。其中三條最主要的脈是左脈、右脈、中脈，它們順著脊柱而行，分別控制了左鼻孔、右鼻孔、兩個鼻孔的呼吸。

nāḍī-śodhana **淨脈法、交替呼吸法**	淨化脈絡通道的呼吸法，是為了更高階的調息法做好準備。淨脈法又叫做鼻孔交替呼吸法，它的目的是平靜心緒以及調節呼吸，讓呼吸能變得緩慢、均勻、呼與吸之間沒有停頓。
nididhyāsana 冥思、深沉反思	是冥想的另一個梵文名詞。在智瑜伽則是沉思的意思，是智思學習的四個步驟之一。
nirvikapla samādhi **無別三摩地、無種三摩地**	是最終的三摩地境地，到此就沒有了「種子」，不再是有對象的冥想，知者與所知沒有區別，只有「覺」（cit），梵的純覺性（譯按，等於《瑜伽經》所說的「非智三摩地」）。
niyama **尼夜摩、善律**	必須遵守的行為，是帕坦迦利《瑜伽經》中王道瑜伽的八個修行步驟的第二步。夜摩是戒律，共有五條，是在逐漸革除那些會妨礙進步的不良行為。尼夜摩，也有五條，是在培養有助於證悟自我的正面習慣。尼夜摩的修練是：潔淨、知足、苦行、自習、奉神。

OM 嗡	最高的咒語，所有天界和宇宙音聲本質的總和，是所有言語之母（如果閉著嘴說話，則所發出的一切聲音都變成了 OM。它由三個字母所組成：a、u、m，這三個字母在梵文合音為 OM，代表了所有的「三合」，以及原物的三個質性。它還有一個無聲的第四個音節，象徵了超脫純靈的第四境地，叫做 turīya（第四境地），也就是三摩地。它是最高證悟和智慧的象徵符號。在印度的傳統中，所有的頌詞和禱語之前、之後都用到 OM，它也出現在很多咒語中。從吠陀時代以來，它也被稱為 praṇava（就是 OM 的名稱）。
pāda 足、分、篇章	這個字用在帕坦迦利《瑜伽經》的四個篇章名稱：samādhi pāda（三摩地篇）、sādhana pāda（行門篇）、vibhūti pāda（必普提篇）、kaivalya pāda（獨存篇）。
padmāsana 蓮花式	一種冥想坐姿。
paramātman 至尊阿特曼	在吠檀多哲學中，至尊阿特曼與個體阿特曼（jīvātman）是一。

paricchinna 有限、截斷	「心」的另一個梵文名稱，表達心的一般有限的作用。
paścimottanāsana 背伸展式	哈達瑜伽的一種體式名。
piṅgalā 右脈	流動在脊柱中的三條主要脈絡之一，控制右鼻孔的呼吸。當右脈活躍時，人的行為特徵是理性、活躍、有活力，也會覺得身體熱能增加。右脈的氣之本質是陽性、太陽，和左脈的陰性、月亮本質相反。
prakṛti 原物、自然	這個字的本義是「生發者」，在數論和瑜伽哲學中，原物是衍生出心和物的源頭，而本我因為我執的緣故，誤把這些衍生物當成自己。瑜伽的目標，是在孤立本我（獨存），不再與原物相認，所以本我與一己相認。原物有三個質性，悅性、動性、惰性。物質世界（譯按，也包括一般認為是「心」的部分）中，所有東西都是由這三種質性以某種特殊的組合而形成。

prāṇa 氣、生命能量、普拉那	存在於所有生物內無形的細微生命能量。它在構成細微身的生命網絡（脈）中運行。不同的能量之流，影響身體的部位也不同，因此就有了各自的名字，最重要的五種是：上行氣（udāna）、呼吸氣（prāṇa）、平行氣（samāna）、下行氣（apāna）、周身氣（vyāna）。呼吸氣主掌吸氣。下行氣主管排泄和呼氣。平行氣主掌消化、輸送養分和能量。上行氣主掌咳嗽、打噴嚏、蠕動、死亡時氣的運行。周身氣分布在全身骨骼、肌肉、神經結構，主掌血液流動、放鬆、緊張。
prāṇāyāma 調息	控制呼吸和氣的學問，以逐漸延長和控制呼吸，進一步做到控制氣在細微身的流動。這是帕坦迦利所介紹的八肢瑜伽的第四個步驟。
pratyāhāra 內攝	八肢瑜伽的第五個步驟，是在抽回和控制自己的感官，作用是在保護心於專注、冥想、三摩地時不受到干擾。
pṛthivī 地大、土	五大元素中最粗大濃密的物質。

puruṣa **本我、神我、純靈**	數論哲學中的純淨的靈，住於萬物之內的「人」。當它靠近原物所衍生的心和物附近，造成我執的迷執。瑜伽終極的目標，是分辨本我和原物，然後本我獨存。
raja yoga **王道瑜伽**	瑜伽的「王道」，是聖哲帕坦迦利在《瑜伽經》中所陳述的瑜伽經典修練法門和哲理。它也被稱為「八肢瑜伽」，因為它被分成八個步驟，有些步驟再被分為個別更細、更專門的修練學問。例如，哈達瑜伽就是由第三個步驟「體式」所發展出來的身心修練學問。王道瑜伽也被用來統稱最後四個步驟：內攝、專注、冥想、三摩地。
rajas **動性、羅闍、憂**	原物的三個質性之一，表徵活動、動能。
ṛṣi **瑞悉、見者、仙**	見道之人，尤其指獲得天啟咒語之人。
sādhana **成就、實踐、方法**	是走上各種朝向實證自我之道上，需要真誠付出的努力。是《瑜伽經》第二篇標題 sādhana pāda 的用字。

sahasrāra 千瓣蓮花、 頂輪	是位於頭頂的意識中心脈輪，對應生理上的腦室凹陷，當昆達里尼能量到達此處，就能實證無種子的無別三摩地，所有的「心印」（saṁskāra，未來行為的種子）就都被最高的智慧所燒盡。到了這個階段，修行人才算完成了終極解脫的準備功夫。
samādhi 三摩地	八肢瑜伽的最後一個步驟，是超意識的境地。在帶種三摩地（sabīja 或稱為有別三摩地）階段，修行人的超意識心直接體證到冥想對象（也就是種子）的本質實相。到了無種三摩地境地，就不再需要有冥想的對象，修行人體證到自己的本我，明白它和宇宙的本我（梵）是同一個。知者和所知二無區別，只剩下圓滿的知（覺）。三摩地是《瑜伽經》第一篇的篇名。
samāna 平行氣	五種主要的氣之一，主管消化、新成代謝，位於心窩和肚臍之間的區域。
sambhūti 集識	宇宙心識的另一個名稱。

saṁskāra 心印	隱藏在無意識中的習氣。
saṅkalpa 作意、決志	去做，直到完成為止的決心。
sāṅkhya 數論、僧佉論	印度古典的哲學系統，主張原物和本我對立的二元觀。數論的目標是要能分辨出自己生命中的二元部分，繼而做到孤立本我，就是所謂的獨存。數論是瑜伽所根據的哲學理論基礎，由聖者迦毗羅（Kapila）於西元前六百年左右所創立，它論述的綱要散見於許多典籍中，例如《數論頌》（*Sāṅkhya Kārikā*，或稱《僧佉頌》）。
santoṣa 知足	尼夜摩五條善律中的第二條，要求不論外在物質環境如何，都要培養平等以待和知足的心態。不可以將它和冷漠或懶惰混淆。
sarvāṅgāsana 肩立式、全身式	哈達瑜伽的一種體式名。
sat 真實、有、存在	純粹的「在」，「梵」的三性之一（實、覺、喜）。
sattva 悅性、薩埵、喜	具有和諧、純淨、平衡的特質，是數論哲學中原物的三質性之一。

satya **真理、實語**	五條夜摩戒律中的第二條，要求對自己以及對他人真實。
savikapla samādhi **有別三摩地**	較低階的三摩地，修行人和他冥想的對象（也就是種子）合而為一，直接體證到對象。帕坦迦利《瑜伽經》第一篇中列出了八個階段的有別三摩地（譯按，又名「有智三摩地」）。
setu bandhāsana **橋式**	哈達瑜伽的一種體式名。
śakti **力、勢能、夏克提**	由梵文字根√śak（意思是「有能力如何」）衍生而來。夏克提通常指的是天神或能量的力量。例如，昆達里尼也被稱為「心力」（cit-śakti），意識之力。
śalabhāsana **蝗蟲式**	哈達瑜伽的一種體式名。
śauca **清淨**	五條尼夜摩善律中的第一條，是要清潔和淨化身、心、靈，讓整個人能更好地運作。
śavāsana **攤屍式**	放鬆法的姿勢名稱。
śīrṣāsana **頭立式**	哈達瑜伽的一種體式名。

śiva **希瓦、濕婆**	對應三質性的神性三個面向其中之一。希瓦是第三個，所表徵的是消融，是所有事物回歸到原本的本質。希瓦也代表著覺性的本質，以昆達里尼（又稱為心力）為發動力。在瑜伽的密法修練中，目標是將昆達里尼這個生命能量提升到千瓣蓮花脈輪，那最高的意識中心，所以希瓦才能和他的夏克提能合而為一，成就最高的意識境地。
siddhāsana **成就式**	一種用於冥想和練習呼吸功法的坐姿。
siddhis **成就、悉地、神通、法力**	當修行人登上瑜伽階梯更高的階位時，可能會出現的種種特異能力。它們是危險的引誘，可能會成為修行之道上的障礙。它們也被稱為「必普提」（vibhūti），在《瑜伽經》的第三篇「必普提篇」中有詳細的討論。
sukhāsana **簡易式**	一種用於冥想和練習呼吸功法的坐姿。
suṣumṇā **中脈**	三條大致沿著脊柱流動的主脈之一。呼吸練習初步的目標，就是要打通這條脈，所以左右鼻孔可以做到平等通暢，因此心能進入愉悅的境地，自然會慣於冥想。

sūtra 經、線	經，是印度哲學大師以箴言的形式來記載某一種哲學系統中重要的思緒（就是「線」的意義）。它們所用的字句非常精簡，刪除了所有非必要的部分。經，尤其是屬於口傳傳承的經，如果不經過講解註釋，是無法理解的。
svādhiṣṭhāna cakra 自住脈輪、 生殖輪	這是「她」自己的脈輪，所對應的是生理上的下腹神經叢，位於生殖器官之上，代表的能量本質是流動的液體，在祭禮中通常以水來表徵。主掌的是知根的味覺，以及作根的手的攫取功能。圖形象徵是新月形，代表顏色是乳白。它的能量是被種子字音「vam」（仿）所喚醒。
svādhyāya 自習	尼夜摩五條善律中的第四條，培養自習的習慣。自習包括了學習經論和靈性相關的學問，心態變得習於冥想；檢討自己日常的行為；持續不斷地持咒。它是要以實證經驗來測試智性所接受的真理，有助於讓理性朝向直覺成長。（參見「智瑜伽」／ jñāna yoga。）
svarodaya 練氣法	瑜伽士練氣的學問。
svastikāsana 吉祥式	一種用於冥想和練習呼吸功法的坐姿。

tālu 玉枕	細微身的一個區域，對應身體的後腦勺底部。
tamas 惰性、多磨、闇癡	具有陰暗、沉靜不動的特質，是數論哲學中原物的三質性之一。
tapas 苦行	字面意義是「火、熱」。尼夜摩五條善律中的第三條。以刻苦行持促成身體、心念、感官的完善，生起熱切的證悟決心。
tattva 實、諦	翻譯為英文的「that-ness」（如實），表示某一物的特殊基本狀態。在數論哲學中，「諦」是原物的衍生物，尤其是指物的五種物理狀態，地、水、火、風、空。
tejas 心光	心發放出來的光明。
trāṭaka 凝視法	凝神注視的功法，目的在強化專注力。
turīya 第四、圖瑞亞	超意識的三摩地境地，超越了清醒、做夢、深眠的三個境地。
udāna 上行氣	五種主要的氣之一，位於身體喉部以上的部位，主掌知覺感官的功能（色、聲、香、味、嗅）、咳嗽、打噴嚏、蠕動。也負責死亡過程中氣的運行。

upaniṣad **奧義書**	吠陀典籍中最富含哲學理論，也是吠陀中最晚近的文字部分。吠陀教導的精華都濃縮在《奧義書》中。
uṣṭrāsana **駱駝式**	哈達瑜伽的一種體式名。
vāyu **風**	梵文中表示能量或氣體本質的名詞。這個字有時也被來表示「氣」。
vedāntin **吠檀多學者**	宣揚吠檀多哲學之人。這個字通常是指吠檀多不二哲學的學者，也被稱為「不二論者」（advaitin）。
vibhū **遍及**	瑜伽士由於實證了那遍及一切的本我，因此能夠掌控他所處的環境，擁有叫做「必普提」（vibhūti）奇蹟似的能耐（參見「悉地」／siddhis）。vibhū 這個字也用於指稱一種理論，主張所有的心最終都是連接到同一個宇宙心識，就是「金胎藏」。
viśuddha-cakra **喉輪、淨脈輪**	這個意識中心所對應的生理位置，是脊柱上喉嚨底部的地方。此脈輪代表了「空大」的本質，圖案象徵是圓形，顏色是藍色。在祭禮中是以供養開放和含苞的花朵來表徵。它主管聽覺以及嘴的言語功能。它的能量是被種子字音「ham」（瀚）所喚醒。

vṛścikāsana **蠍子式**	哈達瑜伽的一種體式名。
vṛtti **心念、心作用**	「浪、改造」的意思。心中所起的一連串的念頭。它是由無意識的水庫「心地」所冒出來。根據《瑜伽經》，瑜伽是心地和心念的止息。
vyāna **周身氣**	五種主要的氣之一，分布於全身的骨骼、肌肉、神經、循環系統，主掌身體的緊張和放鬆功能。
yama **夜摩、戒律**	是王道瑜伽的八個修行步驟中的第一個，共有五條戒律，目的是在逐漸修正、去除那些會妨礙修行人靈性進步的情緒行為慣性，所以他和自己的良知不會起衝突。五條戒律是：非暴、實語、非盜、梵行、非縱（詳細請參閱各條戒律的解釋）。

yoga **瑜伽**	印度傳統哲學的一個派別，與另一個派別「數論哲學」的關係深厚。除了哲學的意旨之外，瑜伽還包括了一套完整的修練體系，用實證的方式來檢驗哲學的理論，讓修行人的身心靈都得到圓滿。它是開發人類潛能的一門能夠普行而又精確的學問，歷經了可能長達五千年之久的演進，是實修者親身實驗得出來的結論，而由聖者帕坦迦利在西元前二世紀左右首先將它整理成文字，即為《瑜伽經》。yoga 這個字是由梵文字根√ yuj（意思是「結合、應用」）演化而來。因此，瑜伽的意思是「連結」以及有系統地應用某些經過驗證是有效、有益的特定修練方法。在這個意義下，瑜伽的應用也就意味著紀律，正如「智瑜伽」（jñāna yoga）就是「智慧紀律」。
yoga mudrā **瑜伽身印**	哈達瑜伽的一種體式名。
yoga sūtras **《瑜伽經》**	由 196 句經文（譯按，不同版本則是 195 句經文）組成的一套實用文獻，是聖者帕坦迦利在西元前二世紀左右成書，旨在闡述王道瑜伽。所有瑜伽體系的哲理以及修行的技巧，都是以《瑜伽經》為綱。

本書作者

斯瓦米拉瑪在一九二五年生於北印度，幼童時期被一位來自孟加拉但住在喜馬拉雅山腳下的瑜伽聖人所扶養。他從很年輕時，就開始在喜馬拉雅山的傳統修道院中，學習和修練各種門派的瑜伽，並且曾經在許多靈性的大師門下學習，如聖雄甘地、室利奧羅賓多、泰戈爾（Rabindranath Tagore）。他也曾深入西藏地區跟著他的太老師修道。

此外，他也曾經在印度的班加羅爾（Bangalore）、普亞加（Prayaga）、瓦拉納西（Varanasi），以及英國的牛津大學受過高等教育。年僅二十四歲時，他就被委任為南印度卡威皮趟（Karvirpitham）教區的座主，成為商羯羅阿闍黎，是印度最崇高的精神領袖之一。他在任內時推動了許多違反當時傳統的巨大改革：例如，他廢止了沒有實益的繁文縟節和宗教儀式，讓社會中各個階層的人都能進入寺廟禮拜，鼓勵婦女學習冥想。然而，三年後，他毅然丟下這個顯赫的職位，重回喜馬拉雅山中深化自己的瑜伽修行。

他在岩洞寺院中經過了一段長時間的刻苦修行之後，決心出山為世人服務，特別是要將東方的教導帶到西方世界。在他的師父鼓勵之下，斯瓦米拉瑪為了自己的使命，開始學習西方哲學和心理學。他曾經在倫敦擔任過醫療的顧問，在莫斯科協助超心理學的研究。嗣後他回到印度，在瑞斯凱詩（Rishikesh）成立了一所修道院。一九六〇年，他在印度的達爾班格（Dharbanga）醫學院完成了順勢療法學位。於一九六九年，他來到美國，將他的知識和智慧帶到西方世界。他的教法融合了東方的靈性和現代西方的醫療理論。

斯瓦米拉瑪是一位思想開放的人，以第一手的實證經驗和內在的智慧為師，他也鼓勵學生以此為師。他經常對他們說，「我只是個信差，在代替我所傳承的喜馬拉雅聖者們傳達智慧。我的工作是為你們引介自己內在的老師。」

斯瓦米拉瑪之所以來到美國，是受到堪薩斯州投皮卡市曼寧哲基金會（Menninger Foundation）的格林（Elmer Green）博士之邀，擔任一項研究計畫的顧問，調查如何有意識地控制身體的非自主功能活動。他參與了許多實驗，讓科學界對於身心之間的關係，有了革命性的新觀念。他能在實驗室的嚴格控制環境中，展現有意識地精確控制身體自主機能的反應以及心理的作用，這在以前被科學界認為是不可能做到的事。

斯瓦米拉瑪創立了美國的國際喜馬拉雅瑜伽科學哲學機構（The Himalayan International Institute of Yoga Science and Philosophy）、印度的喜馬拉雅醫院信託機構（The Himalayan Institute Hospital Trust），以及位於世界各地的許多瑜伽中心。他有多本著作，包括了健康、冥想、瑜伽經典等題材。斯瓦米拉瑪於一九九六年十一月捨身離世。

BH0058

王道瑜伽：身心靈全方位實修的八肢瑜伽法

The Royal Path: Practical Lessons on Yoga

作　　者　斯瓦米・拉瑪（Swami Rama）
譯　　者　石宏
責任編輯　于芝峰
協力編輯　洪禎璐
內頁排版　宸遠彩藝
章名頁插圖　Designed by Freepik
封面設計　劉好音

發 行 人　蘇拾平
總 編 輯　于芝峰
副總編輯　田哲榮
業務發行　王綬晨、邱紹溢
行銷企劃　陳詩婷
出　　版　橡實文化 ACORN Publishing
地址：臺北市 105 松山區復興北路 333 號 11 樓之 4
電話：（02）2718-2001　傳真：（02）2719-1308
E-mail 信箱：acorn@andbooks.com.tw
網址：www.acornbooks.com.tw

發　　行　大雁出版基地
地址：臺北市 105 松山區復興北路 333 號 11 樓之 4
電話：（02）2718-2001　傳真：（02）2718-1258
讀者傳真服務：（02）2718-1258
讀者服務信箱：andbooks@andbooks.com.tw
劃撥帳號：19983379　戶名：大雁文化事業股份有限公司

印　　刷　中原造像股份有限公司
初版一刷　2021 年 2 月
初版二刷　2022 年 6 月
定　　價　350 元
I S B N　978-986-5401-47-4

大雁出版基地
www.andbooks.com.tw

國家圖書館出版品預行編目 (CIP) 資料

王道瑜伽：身心靈全方位實修的八肢瑜伽法／斯瓦米・拉瑪 (Swami Rama) 作；石宏譯 . －初版 . －臺北市：橡實文化出版：大雁出版基地發行，2021.02
224 面；21×14.8 公分
譯自：The royal path : practical lessons on yoga

ISBN 978-986-5401-47-4(平裝)

1. 瑜伽

411.15　　109020205